U0203710

浩中医妇科
验方医案医论

王希浩　主编

宗利平　杨程程　副主编

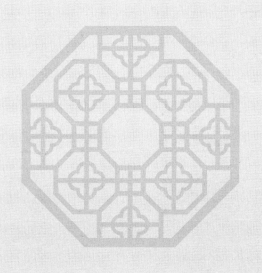

河南科学技术出版社
· 郑州 ·

图书在版编目（CIP）数据

王希浩中医妇科验方医案医论 / 王希浩主编. — 郑州：河南科学技术出版社，2021.10

ISBN 978-7-5725-0520-1

I.①王… II.①王… III.①中医妇科学—验方—汇编—中国—现代 ②中医妇科学—医案—汇编—中国—现代 ③中医妇科学—医论—汇编—中国—现代 IV.①R289.5 ②R249.7

中国版本图书馆CIP数据核字（2021）第137698号

出版发行：河南科学技术出版社

　　　　　地址：郑州市郑东新区祥盛街27号　　邮编：450016

　　　　　电话：（0371）65788613　65788628

　　　　　网址：www.hnstp.cn

策划编辑：高　杨

责任编辑：高　杨

责任校对：刘逸群

封面设计：张　伟

责任印制：朱　飞

印　　刷：河南文华印务有限公司

经　　销：全国新华书店

开　　本：170 mm×240 mm　1/16　印张：12　字数：160千字

版　　次：2021年10月第1版　　2021年10月第1次印刷

定　　价：45.00元

如发现印、装质量问题，影响阅读，请与出版社联系并调换。

编写说明

　　祖国医学有着数千年的悠久历史，是中华民族长期和疾病做斗争的极为丰富的经验总结和智慧的结晶。而中医妇科学是中医学重要组成部分，如果把中医学比作一棵参天大树，中医妇科学就是他枝繁叶茂、优势彰显的一枝。自己荣幸融入在这一枝中，吸取着悠久历史所沉淀的养分，接受着老师们的培育和栽培，从医30余年来，勤求古训，中西汇通，学习现代中医妇科大家学术经验，融合各家之长，有了一些体会和经验，运用在中医妇科的临床中，每每获效。现将这些体会和经验作为自己的临床感悟、心得，结集出版，希冀对同道后学有所裨益。

　　书中内容包括从事中医之路、学术思想、中医妇科验方、临床验案、医论五个部分。"从事中医之路"主要介绍了自己中医求学、工作的历程，临床科研的收获。"学术思想"是笔者数十年学习、临床过程中总结提炼出的治疗思路，共计五个方面，可供大家学习借鉴。"中医妇科验方"为临床常用方，包括治疗妇科十大类病症的34首方，皆是经多年临床使用，疗效较好者。每个验方均按主治、适应证、功效、处方、用法、方解、辨证加减等进行编写，条目清晰、便于理解和使用。"临床验案"共选10类妇科病的70余个医案，多为近几年笔者在临床上治疗的典型医案，每个医案分别从病史、西医诊断、中医诊断、中医辨证、治则、处方、治疗过程、按语加以叙述，在临床上可作为参考。"医论"部分共计11篇论述，其中包括了笔者所著的《妊娠病中医据质预测预防学》的部分内容，有"肝郁与生殖的中医认识及诊疗思考""'肝肾开合'理论治疗冲任不固类月经病临床经验""预培其损治疗复发性流产经验"等，是笔者平时授课和笔者学生们总结老师经验的部分内容，可供读者参考。

　　需要说明的是，"中医妇科验方"中"辨证加减"的药物，未标出使用剂量，临床上可根据病情的轻重确定剂量。"中医妇科验方"中有妊娠慎用、禁用的中药，妊娠者及有妊娠计划者应禁用，并在用药前排除妊娠。凡使用中医妇科验方者，当在专科医生的指导下使用。

　　然中医妇科学博大精深，西医妇产科学发展迅速，加之本人水平有限，书中难免有不足之处，敬请同道指正。

王希浩

2021年1月11日

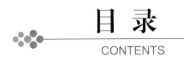

目 录
CONTENTS

1

第一章　从事中医之路 /001

中医求学工作历程/001

临床科研收获提高/002

　　一、临床方面/003

　　二、科研方面/004

第二章　学术思想 /008

　　一、病、证、中医生理病理机制相结合诊疗思路/008

　　二、肝肾开合理论/009

　　三、妊娠病中医据质预测预防/009

　　四、注重顾护精血/009

　　五、注重整体观念在妇科的运用/010

第三章　中医妇科验方 /012

　　一、月经病/012

　　二、不孕症/020

　　三、痛经/023

　　四、经行前后诸证/025

五、围绝经期综合征/026

六、妇科炎症/028

七、癥瘕/029

八、带下病/030

九、妊娠病/031

十、产后病/033

第四章 临床验案/034

一、月经病/034

二、痛经/077

三、经行前后诸证/082

四、围绝经期综合征/086

五、不孕症/092

六、复发性流产/109

七、阴道炎、盆腔炎/113

八、癥瘕/116

九、产后病/121

十、内伤杂证/125

第五章 医论/133

肝郁与生殖的中医认识及诊疗思考/133

一、肝郁的含义/133

二、肝与生殖的生理关系/134

三、妇科肝郁证形成的因素/135

四、妇科肝郁证病机特点/136

五、女性中年期、围绝经期肝郁证病机特点/137

六、常用疏肝六法/137

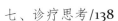

　　七、诊疗思考/138

运用"肝肾开合"理论治疗冲任不固类月经病临床经验/140

　　一、"肝肾开合"理论/140

　　二、应用"肝肾开合"理论治疗冲任不固类月经病方法/142

　　三、应用"肝肾开合"理论治疗冲任不固类月经病典型医
　　　　案/143

妊娠病之中医据质预测预防思想源流初探/145

　　一、东汉时期——理论孕育酝酿时期/145

　　二、隋朝时期——理论产生时期/146

　　三、唐宋时期——临床实用阶段/146

　　四、明清时期——理论与治法飞速发展时期/147

妊娠病中医妇人病质发病预测理论探讨/148

　　一、妇人病质与妊娠的相互关系/148

　　二、妊娠病中医妇人病质发病规律/149

运用两步法、三步法治疗排卵障碍性不孕症/153

　　一、理论基础/153

　　二、治疗方法/154

　　三、临床应用/156

　　四、应用体会/157

治疗输卵管性不孕的经验/158

　　一、病因病机/158

　　二、治则治法/159

围绝经期综合征的中医认识和治疗体会/160

　　一、相关概念/160

　　二、病因病机/161

　　三、治疗以滋养肾阴为主，兼顾心、肝、脾/164

对青春期功能性子宫出血的中医认识及诊疗思考/167

　　一、"肾气虚损，冲任不固"为本病主要病机/167

二、"补肾健脾，固冲止血"为本病主要治则/168

三、治疗本病方药及分析/169

四、诊疗思考/170

经行头痛治疗经验/170

一、肝肾阴血亏损、肝阳上亢、血瘀脉络是本病的主要病机/170

二、滋补肝肾阴血，平肝潜阳，活血通络为基本治疗原则/171

三、重视心理疗法/172

四、病案举例/172

预培其损治疗复发性流产经验/173

一、对复发性流产病因病机认识/174

二、预培其损之法的临床应用方法/175

三、预培其损之法验案举例/179

试析陈素庵伍用风药治崩漏特点/182

一、崩漏之症，内有风邪作祟/182

二、治疗崩漏，祛风有助治标/182

第一章　从事中医之路

中医求学工作历程

我和中医相识，是在知识青年上山下乡的后半期，开始跟石景亮叔叔学习中医，石叔叔出身中医世家，在当地很有名气。我起初是自学中医学基础知识，通过提问题的方式请石叔叔给予解答，后来听石叔叔讲课，这样对中医有了初步的认识，并喜欢上了中医。在跟石叔叔学习的过程中，他对中医的热爱、痴迷，以及刻苦钻研、精益求精的精神，使我深受教育。

1977年恢复高考，给我们上山下乡知识青年带来了希望。我和广大青年一样，积极复习应考，被河南省焦作卫校中医大专班录取，终于走上了中医之路。77届的学生，很多都经历了艰苦的岁月，倍加珍惜学习的时光。在老师们的精心教育培养下，大家都发奋学习，求知若渴。在学习的过程中，自己沉浸在中医药博大精深的海洋中，吸取着中医药知识的精华，更加热爱中医，并下决心，要努力考取中医妇科研究生。

河南省焦作卫校中医大专班毕业后，我被分配到河南省南阳市方城县中医院工作。在工作之余，积极备考中医妇科研究生，1982年考取了湖北中医学院中医妇科研究生。师从我国著名的中医妇科大家黄绳武教授，实现了自己的理想。三年的研究生学习，在导师黄绳武教授和指导组毛美蓉教授的指导下，自己有了跨越的进步。一是系统学习了中医四大经典、医古文、中医妇科学、西医妇产科学等。二是学习了科研方法，通过选题、开题、临床研究、实验研究，顺利完成了毕业论文，具备了较强的科研能力。三是通过跟师临床、授课、解疑，不仅学到了导师宝贵的学术思想、临床经验、诊病思路，还学到了导师严谨的治学态度，使自己终身受益。四是通过学习古代、现代中医妇科医籍，查阅资料，参加学术会，开阔了视野，了解了学术动态，明确了努力方向，增强了信心。通过学习自己更加热爱中医妇科专业，树立了为之奋斗一生的信念。

我研究生毕业后，来到河南省中医药研究院工作。在组织和老师们、同志们的关心支持下，自己不断成长、成熟，也为研究院的发展贡献了自己的后半生。在退休前33年的岁月中，自己历任妇科主任、门诊部副主任、妇科研究室主任、科研科科长、院党委副书记、院党委副书记兼纪委书记。虽然工作岗位发生变化，但自己始终坚持每周两次门诊工作，坚持科学研究。在工作期间，我于1998年晋升为中医妇科主任医师，成为全国第五批老中医药专家学术经验继承工作指导老师、硕士研究生导师、2017年度全国名老中医药专家传承工作室建设项目专家。带教近20年来，培养硕士研究生25名，通过国家第五批名老中医药专家师承结业2名。参加工作以来，作为主持人或主要研制者，我先后承担省级及厅级12项课题研究工作，获省厅级科技成果奖一等奖2项、二等奖8项、三等奖1项，主编著作3部，发表论文30余篇。

在专业学术团体，由于业务工作突出，历任中国中西医结合学会妇产科专业委员会常务委员，中国中医妇科学专业委员会常务委员，河南省中医妇科专业委员会副主任委员，河南省中西医结合妇产科专业委员会副主任委员等。

临床科研收获提高

我从医30余年来，坚持临床与科研工作同时进行，擅于从临床实践中产生科研项目，通过科学研究的成果促进临床诊治水平的提高，从中使自己不断有所收获和进步。

一、临床方面

在临床医疗工作中，主要对女性神经生殖内分泌疾病有深入研究。采用中医或中西医结合的治疗方法，擅长诊治月经病、不孕症、围绝经期综合征、复发性流产、痛经、盆腔炎、子宫内膜异位症、产后病、子宫肌瘤、乳腺增生、黄褐斑、痤疮，以及一些疑难杂症，收到了较为满意的效果。

在临床实践、跟师学习、查阅文献、学习古籍中，擅于分析问题、总结问题，能够举一反三，使发现问题、解决问题的能力不断提高。比如，在查阅文献过程中，看到有关血液病治疗的方法，初期以健脾为主取得一定疗效，后期健脾补肾提高了疗效。针对这个疗效进行思考：这是依据了精血互化理论，是中医学血液生成机制。我通过这个思考过程受到了启发，在以后学习过程中，注意归纳总结中医某一功能的生理病理机制，逐步形成了病、证、中医生理病理机制相结合的诊疗思路。又比如，在学习中医妇科学古代医籍过程中，发现了中医妇科学含有丰富的体质医学的内容，通过学习中医体质医学，开阔了思路，逐步形成了妊娠病中医据质预测预防学思想，并形成专著。

通过这些过程，自己有了收获，并不断地提高。比如不孕症根据中医月经周期阴阳消长转化规律，采用两步法或三步法治疗排卵障碍性不孕；采用口服中药、灌肠、理疗三结合或配合输卵管注药治疗输卵管不通所致不孕等，均收到较好疗效。

月经病强调冲任盛通相关，以及肝、肾二脏相互协调在月经调节中的重要作用，注重中医整体辨证与微观辨证相结合，擅于从调节肝肾的角度，采用中医或中西医结合方法治疗闭经、月经稀发、功能性子宫出血、多囊卵巢综合征、高泌乳素血症、卵巢早衰等，均收到较好疗效。

围绝经期综合征是女性从生育期向老年期过渡过程中，神经–生殖

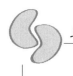

内分泌-免疫功能紊乱疾患。根据本病以肾虚为本，肝阳上亢、心神不宁、脾虚湿停为标的病机特点，采用中医或中西医结合方法，收到较好疗效。

二、科研方面

我和我的团队主要开展了以下研究工作。

（一）开展了肝郁与生殖的病理机制和疏肝法作用机制的研究

现代女性面临着工作与家庭的双重压力，较之男性，压力大、紧张度高，易处于一个紧张焦虑的状态，因情志致病的发生率呈逐年上升趋势，是易发人群。"肝主疏泄、调节月经"是中医生殖理论的重要内容。中医用调肝法治疗月经病、不孕症也取得了较好的疗效，在此基础上，围绕临床难点问题，开展了肝郁与生殖的病理机制和疏肝法作用机制的研究。

该研究从中医理论方面阐述了中医对肝郁与生殖的中医认识及诊疗思考，重视肝肾开合理论，努力深化肝郁与生殖的中医认识，丰富中医治疗肝郁型生殖疾病的理论和方法。在临床上，善于调理肝肾开合，采用滋肾调肝法治疗冲任不固类月经病，取得良好疗效。在实验研究方面，建立急性应激和慢性应激动物模型，从生殖内分泌、排卵功能及相关细胞因子、妊娠大鼠及胎鼠宫内发育等揭示了肝郁生殖异常的病理机制和疏肝法、疏肝补肾法的作用机制，提出了疏肝补肾法是治疗肝郁型月经病、不孕症的有效方法。

研究结果表明：① 应激刺激可致生殖内分泌功能失调，卵泡发育和排卵障碍，以及胎儿宫内发育迟缓。②疏肝方和疏肝补肾方能调节应激状态下紊乱的激素水平，促进生殖内分泌功能得到恢复；能在一定程度上提高卵子成熟度，改善卵巢微环境，促进卵子发育成熟和排卵；能改善胎鼠在宫内的发育状况，从不同方面纠正应激刺激所致的生殖功能异常，促进生殖功能的恢复。

（二）补肾健脾固冲法治疗青春期功血的机制研究

中医学认为，青春期功血病本在肾，病位在冲任、子宫，表现为胞宫藏泻失常。根据青春期功血的病因病机及现代医学研究，我们在临床上采用补肾健脾固冲法治疗青春期功血，每获良效。为进一步揭示补肾健脾固冲法治疗青春期功血的机制，我们以未成年雌性大鼠为动物模型，对补肾健脾固冲法从神经生殖内分泌和子宫微环境角度开展实验研究。结果表明：

（1）补肾健脾固冲方能够促进未成年雌性大鼠阴道开口提早和促进大鼠性周期的形成，提高血清促性腺激素与性激素水平，改善垂体和卵巢的功能，促进子宫、卵巢的发育，因此，补肾健脾固冲方具有促进下丘脑–垂体–卵巢轴调节功能成熟的作用。

（2）补肾健脾固冲方能够促进各级卵泡发育、成熟，排卵及黄体形成。

（3）补肾健脾固冲方能调节子宫局部血管舒缩功能，并能促进子宫内膜血管生成和修复。

（4）研究结果揭示了中医药治疗优势。

以上结果揭示该法通过促进"肾精充盛，天癸成熟"治疗青春期功血的机制。揭示了中医药治疗本病多层次、多靶点的优势和特点，也从青春期功血的角度揭示了中医学"少年治肾"的理论内涵。

（三）首次提出了妊娠病中医据质预测预防学

妊娠病中医据质预测预防，是指针对女性病质，预测可能发生的妊娠疾病，进而给予相应的预防措施。在学习总结大量古代医籍和现代妇产科专著的基础上，我于1992年出版了《妊娠病中医据质预测预防学》专著。该书从源流、预测理论到预防方法，全面系统地阐述了妊娠病的中医预测预防，总结出女性病质发病三大规律，提出女性病质分型设计和妊娠期个体优境学设想。在这种思想指导下，在妊娠前注重"预培其损"，纠正妊娠前寒热虚实，脏腑阴阳气血偏盛、偏衰病理状态，以预防妊娠病的发生，并起到优生优育的作用。比如，妊娠前调理、复发

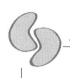

流产妊娠前治疗、妊娠前治疗某些影响妊娠的疾病、运用中医药提高试管婴儿的成功率等，并从病、证结合角度，采用中医药或中西医结合方法，探讨妊娠病的预防。

（四）保健产品的开发

笔者作为课题组长或主要研制者，开发出孕早安营养液、太太口服液、中老康口服液及乳舒康等产品。

（五）炎克康方治疗慢性盆腔炎作用机制的研究

慢性盆腔炎是女性盆腔生殖器官及其周围结缔组织、盆腔腹膜发生慢性炎症性病变，是危害妇女健康的常见病、疑难病，因其反复发作、缠绵难愈，是妇科临床中的一个难题。根据慢性盆腔炎的病因病机及现代医学研究，并结合自己的临床经验，拟炎克康方治疗慢性盆腔炎，取得了良好的临床疗效；通过实验研究，探讨了炎克康方治疗慢性盆腔炎的作用机制。研究结果表明：

（1）炎克康方可以有效减少子宫内膜层明显增厚、水肿，上皮细胞水样变性，以及炎症细胞的浸润。

（2）炎克康方能够减少炎症反应，增强自身免疫，并使自身免疫达到平衡。

（3）炎克康方可改善盆腔血液循环，改善组织缺血、缺氧，减少炎性渗出。

（4）炎克康方具有加快清除自由基并减少自由基生成或释放，诱导炎症细胞凋亡，抑制炎症细胞生长，抗炎抗粘连的作用，从而减轻盆腔内组织器官的慢性炎症损伤程度，从而减轻炎症反应。

该研究揭示了炎克康方治疗慢性盆腔炎的作用机制，反映出中医药治标治本，多层次、多角度、多靶点的作用特点，为中医药治疗慢性盆腔炎提供更为开阔的科研思路和治疗依据，为进一步提高临床疗效奠定基础。

（六）补肾促排卵系列方促排卵机制的研究

补肾促排卵系列方是多年来治疗排卵障碍性不孕症的经验方，根据

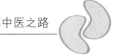

女性月经周期阴阳消长变化的规律，将补肾填精方与补肾活血方巧妙运用，在治疗排卵障碍性不孕症方面取得了较好的疗效。本研究采用雄激素致不孕大鼠 ASR 模型，观察补肾促排卵系列方对生殖内分泌激素、卵巢、排卵及相关细胞因子的影响，探讨补肾促排卵系列方促排卵、治疗排卵障碍性不孕症的可能机制。结果表明：补肾促排卵系列方能够使ASR大鼠的血清卵泡刺激素（FSH）、黄体生成素（LH）、雌二醇（E_2）和孕酮（P）激素水平明显上升，血清睾酮（T）水平明显下降，并能增加ASR大鼠的原始卵泡数、初次级卵泡数、成熟卵泡数和黄体数目。增加卵巢重量，促进不孕大鼠卵巢局部MMP-9表达的作用。说明补肾促排卵系列方能够促进排卵，并可以改善生殖内分泌，对下丘脑–垂体–卵巢轴有整体调节的作用。

中医药学博大精深，如果把他比作一棵参天大树，中医妇科学就是他枝繁叶茂、优势彰显的一枝。中医妇科学像一座迷宫，深奥难测，中医妇科学的临床，就像走进了这座迷宫。临床上，我们遇到疑难问题，常常会产生多个诊疗方案，在不同的方案中，尽量选择最佳的方案，但一些妇产科疾病还没有很好的诊疗方法。这些促使我们不断地学习，不断地探索。在这个过程中，我们在劳累、充实中度过，获取的是解除患者疾病和医学的进步。医学就是这样：医路漫漫学无止境，干到老学到老。所以，对于我和每一位医者，无论我们多大年龄，都需要我们为热爱的中医妇科学，为攻克疾病的难点、解除患者的痛苦、维护人民的健康，不断地学习，不断地提高，不断地努力。

第二章　学术思想

我从医30余年来，在长期临床科研实践中，勤求古训，中西汇通，学习现代中医妇科大家学术经验，融合各家之长，逐步形成病、证、中医生理病理机制相结合诊疗思路等学术思想。

一、病、证、中医生理病理机制相结合诊疗思路

西医的病、中医的证候、中医妇科的生理病理机制，是中医妇科诊疗疾病的三个重要方面。在临床上，坚持用中医理论指导临床实践，擅长从中医的角度，归纳总结中医妇科某一功能的生理病理机制，提高中医妇科理论指导中医妇科临床的实用性。擅长在临床实践中，归纳总结临床诊治的经验和教训，形成具有指导临床的中医妇科理论，从而进一步提高了运用中医药理论指导中医妇科临床的实用性。其体现在中医月经生成与调节生理病理机制、妊娠生理病理机制、生殖的生理病理机制、产后的生理病理机制、带下的生理病理机制、月经前期的生理病理机制、围绝经期的生理病理机制、肝肾开合理论、妊娠病中医据质预测预防学等方面。临床诊疗，首先明确西医的病、中医的证候，在病、证结合基础上，结合中医妇科的生理病理机制，进行疾病病因病机分析，制订诊治方案，辨证论治，逐步形成病、证、机制相结合诊疗思想与模式。比如，围绝经期综合征，其基本的病理机制是，其本在肾，波及心、肝、脾，是以阴虚阳亢为主要证候。在临床上除了基本证候外，还会看到以胸闷、心悸、失眠、情绪不宁、胃脘胀满等为主要症状的疾病，与内科相同症状的疾病在病机上有一些不同的特点，需结合围绝经期综合征的基本病机，进行相应的治疗，才能收到好的效果。又比如，治疗月经病，在病、证结合的基础上，又当注意月经的调节机制，即阴

阳消长转化规律，才能提高疗效。

二、肝肾开合理论

《素问·上古天真论》："女子七岁，肾气盛，齿更发长；二七而天癸至，任脉通，太冲脉盛，月事以时下，故有子……七七任脉虚，太冲脉衰少，天癸竭，地道不通，故形坏而无子。"明确了月经的产生是依赖于肾–天癸–冲任–胞宫生殖轴的功能作用。虽然在肾–天癸–冲任–胞宫生殖轴中，肾发挥着重要作用，且肾阴阳消长转化又是月经来潮与周期调节的重要机制，但在月经调节机制中，更应注重肝肾二脏的作用。肝主疏泄主开，肾藏精，封藏之本主合，肝肾二脏，一开一合，开合有度，在排卵期阴精充盛至极，由阴转阳，月经前阳气充盛至极，由阳转阴的两个阴阳消长转化重要环节发挥着重要作用，使正常排卵，月经按时来潮。在病理上，肝郁证初期，易影响肾，使开合失常，月经失调，日久必耗伤肝肾精血，使精血亏损。故在治疗妇科病时应"见肝之病，知肝传肾，注意固肾"。在临床上，善于调理肝肾开合，采用滋肾调肝法治疗冲任不固类月经病，可取得良好疗效。

三、妊娠病中医据质预测预防

我在学习大量古代医籍和现代妇产科专著的基础上，从中医学角度，总结出妇人不同病质与妊娠病的相互关系、不同妇人病质发生妊娠病三大规律，提出妇人病质分型设计和妊娠期个体优境学设想。在这种思想指导下，在孕前注重"预培其损"，纠正妊娠前寒热虚实，脏腑阴阳气血偏盛偏衰病理状态，以预防妊娠病的发生，并起到优生优育的作用。

四、注重顾护精血

继承黄绳武老师的学术思想，认为妇人以精血为本，经孕产乳屡耗其血，血因数脱而不足，故妇人最易阴血亏损。如《灵枢·五音五味篇》曰"妇人之生，有于气，不足于血，以其数脱血也"，且"年过四十，阴气自半"，妇人阴血亏损在先。故治疗妇科病，注意顾护精血，慎用大辛大热、大苦大寒之品。比如：肾阳虚弱，主张温润填精。肝气郁结证，善用逍遥丸加味，主张养其血而舒其肝，顺其性而舒其气，以柔克刚，以养为法，不久用妄用香燥理气之品，以免耗伤阴血。

五、注重整体观念在妇科的运用

整体观念是中医理论体系主要特点之一。中医学认为，人体是一个有机的整体，人体是由五脏、六腑、五体、诸窍等共同组成，其中每一个组成部分，都有其独特的功能，但是所有的器官通过经络而互相联系，不可分割。人体的各种功能，互相联系，彼此为用。在患病时，体内的各个部分又相互影响。这种观念在中医妇科中体现在肾、肝、脾三脏，天癸，冲、任、督、带，气血阴阳、胞宫等，相互联系、相互协调，共同完成女性生理功能，并重点体现在月经周期的四个阶段和妊娠过程的每一个阶段都相互影响、密切关联。

（一）月经周期的四个阶段

月经周期分为经前期（黄体期）、行经期、经后期（卵泡期）、经间期（排卵期）四个阶段，这四个阶段既是相对独立，又是一个相互关联、相互影响的连续过程。肾阴阳消长转化，是月经来潮与周期调节的重要机制。月经后期，阴精逐渐充盛至极，由阴转阳，发生排卵。排卵后，阳气逐渐充盛至极，由阳转阴，月经来潮。阴阳消长转化，即分四个阶段，每个阶段都要完成各自的功能，又是一个相互影响的连续过程，上一个阶段的功能情况，会直接影响下一个阶段的功能完成，所以既要注意各个阶段功能的完成，又要注意对下一个阶段功能的影响。简要而言，盛通相关，只有很好的充盛，才能很好的畅通；只有很好的畅通，才能很好的充盛。

（二）肾阴阳消长转化

肾阴阳消长转化，是月经来潮与周期调节的重要机制，肾的阴阳消长转化正常，则排卵正常，月经规律来潮。所以肾的阴阳平衡是动态消长变化中的相对平衡，当阴阳这种动态消长平衡失调时，导致阴阳不能相互转化，则会发生月经病、不孕症等，协调促进阴阳这种动态变化的相对平衡，在临床诊治中具有重要的意义。阴阳又是互根的，缺一不可。故在临床上，阴中求阳，阳中求阴，互生互用。

（三）妊娠是一个整体的过程

妊娠的过程，也是一个相互关联、相互影响的连续过程。肾的生殖之精充盛成熟、两精相合、正常妊娠、新生儿质量，是一个连续的过程，每一个环节，相互关联，相互影响。只有生殖之精成熟、充盛，才能有优质的受精卵。优质的受精卵，又是正常妊娠的重要条件。只有正常的妊娠，才能保证新生儿质量。所以人的健康，始于受精卵，始于卵子和精子的质量。这种密切的关联性，在临床的诊疗中有着重要的意义。

第三章　中医妇科验方

一、月经病

（一）月经先期、崩漏、经间期出血

1.滋阴固冲汤

【主治】月经先期、崩漏。

【适应证】月经先期、崩漏属阴虚内热者。

【功效】滋阴清热，固摄冲任。

【处方】炒黄柏15 g，生地黄10 g，熟地黄10 g，生山药30 g，山茱萸15 g，续断12 g，生白芍15 g，川楝子9 g，旱莲草30 g，荆芥炭15 g，地榆炭30 g，炒白术15 g，鸡内金10 g。

【用法】每日1剂，水煎煮，早、晚各1次。或根据病情的需要，每日1.5剂，早、中、晚各1次。

【方解】肾阴亏虚，阴虚内热，热迫血行，冲任不固致月经先期、崩漏。故以生地黄、熟地黄、生山药、山茱萸滋补肾阴；炒黄柏清虚热；伍以续断取其阳中求阴，加强肾之封藏；肾阴亏损，多致肝阴不足，肝气偏亢，故以生白芍、川楝子柔肝清肝；旱莲草补肝肾之阴、凉血止血，地榆炭凉血止血，荆芥炭引血归经、理血止血，三药合用固摄冲任；又以炒白术、鸡内金健脾和胃，防诸药滋腻，且鸡内金又能化瘀，防止血留瘀之弊。全方共奏滋阴补肾、清热凉血、固摄冲任之功。

【辨证加减】兼脾胃虚弱者，去生地黄、熟地黄。其中胃脘胀满者，加苏梗；腹泻者，加炒扁豆，改炒白术为20 g；兼湿热者，加蒲公英、败酱草；内热偏重者，去熟地黄；兼肝气郁结者，加柴胡、钩藤。

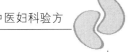

2.疏肝滋肾活血固冲汤

【**主治**】经间期出血。

【**适应证**】经间期出血属肾阴亏虚，肝气偏亢，瘀血阻络者。

【**功效**】滋阴补肾，疏肝平肝，活血凉血止血。

【**处方**】田三七4g（冲服），茜草炭20g，柴胡9g，生白芍15g，川楝子9g，钩藤15g，生地黄8g，熟地黄8g，山茱萸15g，续断12g，旱莲草30g，荆芥炭15g，地榆炭20g，炒白术15g，鸡内金10g。

【**用法**】每日1剂，水煎煮，早、晚各1次。从月经来潮第10日开始服用，连服6~7剂。

【**方解**】月经中期又称氤氲期，是冲任阴精充实，阳气渐长，阴精充盛至极，由阴转阳的生理阶段。氤氲之时，阳气内动，若肾阴亏虚，阴虚内热，热迫血行，或肝气偏旺，气郁血滞，血不归经，则发经间期出血。故以柴胡、生白芍疏肝柔肝，川楝子、钩藤平肝清肝；生地黄、熟地黄、山茱萸滋补肾阴；伍以续断取其阳中求阴，加强肾之封藏；旱莲草养阴凉血止血，地榆炭凉血止血，荆芥炭引血归经，理血止血，田三七、茜草炭活血止血；又以炒白术、鸡内金健脾和胃，防诸药滋腻。全方共奏疏肝清肝、滋阴补肾、凉血活血止血之功。

【**辨证加减**】兼脾胃虚弱者，去生地黄、熟地黄，其中胃脘胀满者加苏梗；腹泻者，加炒扁豆，改炒白术为20g；兼湿热者，加蒲公英、败酱草。

3.补肾健脾固冲汤

【**主治**】青春期功血、崩漏。

【**适应证**】青春期功血、崩漏属肾脾两虚，冲任不固者。

【**功效**】补肾健脾，固摄冲任。

【**处方**】熟地黄8g，生地黄8g，生山药20g，山茱萸10g，续断10g，党参15g，炒白术15g，生白芍10g，麦冬10g，旱莲草20g，荆芥炭15g，仙鹤草20g，阿胶10g（烊化），鸡内金10g。

【**用法**】每日1剂，水煎煮，早、晚各1次。或根据病情的需要，每日1.5剂，早、中、晚各1次。

【方解】青春期功血病本在肾，病位在冲任、胞宫，表现为胞宫藏泻失常。其发生是由于肾-天癸-冲任-胞宫生殖轴功能尚未成熟，在内外因素作用下，易使肾气虚损，封藏失职，冲任不固，而发为功血。故以补肾健脾，固摄冲任为主要治法。方中以熟地黄、生地黄、生山药、山茱萸补肾填精；伍以续断取其阳中求阴，加强肾之封藏；党参、炒白术健脾益气，脾气健运，水谷精微充足，肾精得养，且脾能统血；生白芍、麦冬柔肝清心；阿胶养血止血，旱莲草养阴止血，荆芥炭理血止血，仙鹤草收敛止血；鸡内金消食又兼化瘀。全方共奏补肾健脾、固摄冲任之功。

【辨证加减】兼内热者加炒黄柏；兼肝气偏旺者加柴胡、钩藤；兼血瘀者加田三七、茜草炭；兼心神不宁者加莲子心、炒酸枣仁；兼胃脘胀满者去生地黄、熟地黄，加苏梗。

4.解毒活血固冲汤

【主治】崩漏、行经时间延长。

【适应证】崩漏、行经时间延长属湿热血瘀者。

【功效】清热利湿，活血止血。

【处方】田三七6 g（冲服），茜草炭20 g，蒲公英20 g，败酱草20 g，生地黄15 g，山茱萸15 g，续断12 g，地榆炭30 g，生白芍15 g，川楝子9 g，荆芥炭15 g，鸡内金10 g。

【用法】每日1剂，水煎煮，早、晚各1次。或根据病情的需要，每日1.5剂，早、中、晚各1次。

【方解】七情内伤，气滞血瘀；或素有湿热内蕴，或感受湿热之邪，与血搏结。湿热血瘀，瘀阻冲任，血不循经，而发崩漏、行经时间延长。故以田三七、茜草炭活血止血；蒲公英、败酱草清热解毒；地榆炭凉血止血，荆芥炭引血归经、理血止血；生地黄、山茱萸滋补肾阴；伍以续断取其阳中求阴，加强肾之封藏；生白芍、川楝子柔肝清肝；又以鸡内金消食和胃，防诸药滋腻。全方共奏活血止血、清热解毒、疏肝补肾之功。

【辨证加减】兼小腹痛者，加炒蒲黄、延胡索；兼内热者，加炒黄柏；兼肝气郁结者，加柴胡、钩藤。

（二）月经后期、量少、闭经

1.疏肝活血通经汤

【主治】月经后期、量少、闭经。

【适应证】月经后期、量少、闭经属肝气郁结者。

【功效】疏肝理气，益气养血，活血通经。

【处方】柴胡12 g，当归15 g，生白芍15 g，制香附15 g，郁金15 g，熟地黄15 g，川芎12 g，桃仁12 g，红花9 g，枸杞子15 g，黄芪30 g，党参15 g，炒白术15 g，益母草20 g，木香15 g。

【用法】每日1剂，水煎煮，早、晚各1次。

【方解】素性抑郁，情志不遂，肝气郁结，血为气滞，气血运行迟滞，血海不能按时满溢，而发月经后期、量少、闭经。故以柴胡、制香附、郁金疏肝理气；当归、生白芍、熟地黄、川芎养血柔肝；桃仁、红花、益母草活血通经；肝气郁结，多影响脾肾，使气血虚弱、肾精不足，故以黄芪、党参、炒白术益气养血，枸杞子补肝肾、益精血；木香理脾胃之气。全方共奏疏肝理气、活血通经、益气养血之功。

【辨证加减】肝郁化热者加牡丹皮 、炒栀子；肾阳虚者加菟丝子、淫羊藿。

2.益气养血通经汤

【主治】月经后期、量少、闭经。

【适应证】月经后期、量少、闭经属气血亏损者。

【功效】益气养血，补肾填精，活血通经。

【处方】黄芪30 g，党参15 g，炒白术15 g，茯苓15 g，当归15 g，炒白芍15 g，川芎12 g，熟地黄15 g，制香附15 g，桃仁12 g，红花9 g，菟丝子20 g，淫羊藿20 g，鹿角霜12 g，知母6 g，木香15 g，益母草20 g。

【用法】每日1剂，水煎煮，早、晚各1次。

【方解】素体虚弱，气血不足，或大病久病，耗伤气血；或脾胃虚弱，化源不足，气血虚弱，冲任不能按时通盛，血海不能按期满溢，故月经后期、量少、闭经。方中以黄芪、党参、炒白术、茯苓合四物汤（当归、炒白芍、川芎、熟地黄）益气养血；制香附、桃仁、红花、益母草、木香理气活血通经；肾为月经之本，故以菟丝子、淫羊藿、鹿角霜温补肾的精气；少佐知母，防诸药过热。全方共奏益气养血、补肾填精、理气活血通经之效。

【辨证加减】兼脾胃虚弱者，去熟地黄，其中胃脘胀满者加苏梗、砂仁；大便溏泄者，加炒扁豆、炒薏苡仁；兼阳虚者加肉桂。

3.燥湿化痰通经汤

【主治】月经后期、量少、闭经。

【适应证】月经后期、量少、闭经属痰湿阻滞者。

【功效】燥湿化痰，补肾温阳，活血调经。

【处方】清半夏12 g，陈皮12 g，茯苓12 g，甘草6 g，胆南星10 g，枳壳12 g，荷叶12 g，白芥子12 g，泽泻15 g，当归15 g，川芎12 g，淫羊藿20 g，鹿角霜12 g，益母草20 g

【用法】每日1剂，水煎煮，早、晚各1次。

【方解】素体肥胖，痰湿内盛之人，或劳逸过度，饮食不节，损伤脾胃，痰湿内生。痰湿壅滞胞脉，气血运行迟缓，血海不能按时满溢，则月经后期、量少、闭经。故以导痰汤（清半夏、陈皮、茯苓、甘草、胆南星、枳壳）加荷叶、白芥子、泽泻燥湿渗湿化痰，行气开郁；当归、川芎、益母草养血活血通经；淫羊藿、鹿角霜补肾温阳，化气利水。全方共奏燥湿化痰、行气开郁、补肾温阳、活血调经之功。

【辨证加减】兼痰湿化热者，加黄连；兼脾虚者，加党参、炒白术。

4.养阴活血通经汤

【主治】月经后期、量少、闭经。

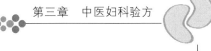

【适应证】月经后期、量少、闭经属阴虚内热者。

【功效】滋阴清热，活血调经。

【处方】黄柏12 g，知母12 g，生地黄15 g，生山药30 g，山茱萸15 g，玄参15 g，麦冬15 g，丹参15 g，当归15 g，炒白芍15 g，炒白术10 g，鸡内金10 g

【用法】每日1剂，水煎煮，早、晚各1次。

【方解】素体阴血不足，或嗜食辛辣，耗伤阴血，或大病久病，阴血亏损，阴血不足，虚热内生，冲任血少，血海不能按时满溢，出现月经后期、量少、闭经。方中以生地黄、生山药、山茱萸滋补肾阴；当归、炒白芍养血；黄柏、知母清虚热；热灼阴津，血液浓稠，故以玄参、麦冬增液，丹参活血；又以炒白术、鸡内金健脾和胃，防诸药滋腻。全方共奏滋阴清热、活血调经之效。

【辨证加减】兼脾胃虚弱者，去生地黄，加木香、砂仁；兼血瘀者，加桃仁、红花。

5.活血解毒通经汤

【主治】月经后期、量少、闭经。

【适应证】月经后期、量少、闭经属宫腔粘连，血瘀湿毒者。

【功效】活血化瘀，软坚散结，清热解毒，温肾助阳。

【处方】桃仁12 g，赤芍15 g，三棱15 g，莪术15 g，土鳖虫10 g，烫水蛭6 g，制香附15 g，淫羊藿20 g，鹿角霜12 g，生薏苡仁20 g，蒲公英20 g，败酱草20 g，桂枝12 g，木香15 g，黄芪30 g，当归15 g。

【用法】每日1剂，水煎煮，早、晚各1次。

【方解】宫腔粘连多血瘀湿毒阻滞胞宫，胞脉损伤，肾气受损，虚实夹杂。故以桃仁、赤芍活血化瘀；三棱、莪术、土鳖虫、烫水蛭破瘀，软坚散结；生薏苡仁、蒲公英、败酱草清热解毒；桂枝通阳；制香附、木香理气助去邪之力；又以淫羊藿、鹿角霜温补肾阳；黄芪、当归补益气血。全方共奏活血化瘀、破瘀散结、清热解毒、温肾助阳、益气养血之功。

【辨证加减】兼肝气郁结者，加柴胡；兼脾胃虚弱者，加炒白术、苏梗、鸡内金。

6.席汉综合征康复方

【主治】席汉综合征。

【适应证】席汉综合征属脾肾阳虚者。

【功效】健脾益气，温肾填精。

【处方】黄芪30 g，红参10 g，炒白术15 g，熟地黄15 g，炒山药20 g，山茱萸15 g，菟丝子15 g，淫羊藿15 g，肉苁蓉15 g，鹿角霜12 g，上肉桂10 g，木香15 g，苏梗15 g，鸡内金12 g。

【用法】每日1剂，水煎煮，早、晚各1次。或2日1剂，每日1次。

【方解】席汉综合征是指由于产后大出血，使垂体前叶组织缺氧、变性坏死，导致垂体前叶功能减退的综合征。临床以闭经、无乳、毛发脱落、畏寒、生殖器官萎缩等为主要症状，中医辨证以脾肾阳虚为多。故以黄芪、红参、炒白术健脾益气；熟地黄、炒山药、山茱萸补肾阴；菟丝子、淫羊藿、肉苁蓉、鹿角霜、上肉桂温补肾阳；木香、苏梗、鸡内金理气和胃消食。全方共奏健脾益气、温肾填精之功。

【辨证加减】兼内热者，加知母，去上肉桂；兼肝郁者，加制香附；脾虚腹泻者，去熟地黄，加炒扁豆。

7.多囊1号方

【主治】多囊卵巢综合征。

【适应证】多囊卵巢综合征属肾阴亏虚、痰湿血瘀者。

【功效】滋阴清热、活血祛痰调经。

【处方】黄柏12 g，知母12 g，生地黄15 g，生山药20 g，山茱萸15 g，茯苓15 g，泽泻15 g，牡丹皮15 g，醋鳖甲12 g，生牡蛎30 g，皂角刺20 g，菟丝子15 g，淫羊藿15 g，黄芪30 g，鸡内金12 g。

【用法】每日1剂，水煎煮，早、晚各1次。

【方解】多囊卵巢综合征是育龄期女性常见的内分泌代谢疾病，以雄激素过高的临床和生化表现、排卵障碍、卵巢多囊样改变为特征。

常伴有胰岛素抵抗和肥胖。本病发生糖尿病、高血压、子宫内膜癌等远期并发症的概率比正常人高，严重影响生命质量。多囊卵巢综合征可见肾阴亏虚、痰湿血瘀证候。多因肾阴亏损、相火亢盛、火灼阴液为痰为瘀，形成肾阴亏损、痰瘀互结的证候。方中以知柏地黄汤（黄柏、知母、生地黄、生山药、山茱萸、茯苓、泽泻、牡丹皮）滋阴降火；醋鳖甲、生牡蛎、皂角刺活血祛痰、软坚散结；菟丝子、淫羊藿、黄芪益气温补肾阳；鸡内金消食和胃。全方寒热并用、消促结合，共奏滋阴清热、活血祛痰调经之功。

【辨证加减】兼肝郁者，加柴胡；兼脾虚者，加炒白术，去生地黄；血瘀偏重者，加桃仁、红花。

8.多囊2号方

【主治】多囊卵巢综合征。

【适应证】多囊卵巢综合征属肾虚痰湿者。

【功效】补肾化痰，活血调经。

【处方】清半夏12 g，陈皮12 g，茯苓12 g，甘草6 g，胆南星10 g，枳壳12 g，荷叶15 g，白芥子12 g，泽泻15 g，三棱15 g，莪术15 g，生牡蛎30 g，皂角刺20 g，淫羊藿20 g，鹿角霜12 g。

【用法】每日1剂，水煎煮，早、晚各1次。

【方解】多囊卵巢综合征可见肾虚痰湿证候，多因素体肥胖，痰湿内盛；或脾失健运，痰湿内生；或是阳气亏损，气不化水，致痰湿、脂膜壅塞胞宫，气血运行受阻，血海不能满溢。故以导痰汤加荷叶、白芥子、泽泻燥湿渗湿化痰、行气开郁；三棱、莪术、生牡蛎、皂角刺活血化痰、软坚散结；淫羊藿、鹿角霜补肾温阳。全方共奏燥湿化痰、行气开郁、补肾温阳、活血调经之功。

【辨证加减】兼内热者，加黄连；血瘀偏重者，加桃仁、红花。

9.滋阴护巢方

【主治】早发性卵巢功能不全。

【适应证】早发性卵巢功能不全属肾虚血瘀者。

【功效】滋阴养血，活血调经。

【处方】黄柏10 g，知母10 g，生地黄10 g，熟地黄10 g，生山药20 g，山茱萸15 g，当归15 g，白芍15 g，制香附15 g，桃仁12 g，红花9 g，菟丝子10 g，淫羊藿10 g，鹿角霜12 g，黄芪30 g，炒白术15 g，鸡内金12 g。

【用法】每日1剂，水煎煮，早、晚各1次。

【方解】卵巢早衰是指女性在40岁之前，出现性腺功能减退，表现为继发性闭经、不孕、潮热等围绝经期症状。卵巢早衰以肾虚血瘀为多，肾虚又以肾阴亏损、阴虚阳亢为多见。多因素体阴血亏损，或房劳多产；或情志内伤，气火伤阴；或大病久病，穷必及肾；或药物、手术等，使肾阴更加亏虚，阴虚阳亢而发生本病。故以生地黄、熟地黄、生山药、山茱萸滋补肾阴；当归、白芍养血；黄柏、知母清虚热；制香附、桃仁、红花理气活血；菟丝子、淫羊藿、鹿角霜温补肾阳，阳中求阴；黄芪补气；炒白术、鸡内金健脾和胃。本方寒热并用，滋阴养血、活血调经。

【辨证加减】兼烘热汗出者，去鹿角霜、黄芪，加生龙骨、生牡蛎；汗出多者，加浮小麦；潮热偏重者，加黄连、钩藤。脾胃虚弱者，去生地黄、熟地黄，其中胃脘胀满者，加苏梗、砂仁；大便溏泄者，加炒扁豆。

二、不孕症

1.补肾填精助孕方

【主治】排卵障碍。

【适应证】排卵障碍属肾精气虚者。

【功效】补肾填精养血，促进卵泡发育。

【处方】熟地黄20 g，生山药30 g，山茱萸15 g，枸杞子15 g，菟丝子20 g，淫羊藿20 g，醋龟板12 g，鹿角霜12 g，当归15 g，白芍15 g，炒白术15 g，鸡内金12 g。

【用法】月经来潮第5日，每日1剂，水煎煮，早、晚各1次，连服6～7剂。

【方解】中医学认为排卵功能障碍是由肾-天癸-冲任-胞宫生殖轴之间协调失约所致。肾藏精，主生殖，肾气充盛，天癸始能泌至，注于冲任，促进冲任二脉通盛及生殖之精的成熟。肾气包含肾阴和肾阳，肾阴是卵子发育的物质基础，肾阳是卵子生长的动力。排卵是肾阴阳消长转化的结果。经后期，阴精逐渐充盛，至排卵前，阴精充盛至极，由阴转阳，发生排卵。黄体期，阳气逐渐充盛，至月经前，阳气充盛至极，由阳转阴，月经来潮。肾阴不足，卵子因缺乏物质基础而不能成熟；肾阳亏虚，不能鼓舞肾阴的生化和滋长，也会导致卵子不能发育成熟。因此，肾精的滋长是排卵的基础，冲任经络气血的和畅是排卵的条件，肾阴阳的消长转化是排卵障碍性不孕症病机的关键所在。治疗本病应根据患者不同的证候及月经周期中经前期（黄体期）、行经期、经后期（卵泡期）、经间期（排卵期）四个不同时期阴阳消长转化规律，给予不同的治疗方法。本方适合卵泡期的治疗。卵泡期以滋补肾阴养精血为治则，为卵子的发育成熟奠定物质基础。所以用补肾填精养血的补肾填精方。方中熟地黄、生山药、山茱萸、枸杞子补肾填精；当归、白芍养血；菟丝子、淫羊藿温补肾阳，阴阳并补，阳中求阴；醋龟板滋阴潜阳，益肾健骨，善于补阴，鹿角霜温肾助阳，收敛止血，善于补阳，两者均为血肉有情之品，一补阴、一补阳，补肾助阳、填精益髓；炒白术、鸡内金健脾开胃，防诸药滋腻。全方补肾填精养血、益肾气，阴阳并补，促进卵泡发育。

【辨证加减】兼脾胃虚弱者，去熟地黄，加木香、砂仁；兼血瘀者，加桃仁、红花；兼肝郁者，加柴胡。

2.补肾活血助孕方

【主治】排卵障碍。

【适应证】排卵障碍属肾精气虚者。

【功效】补肾助阳活血，促进卵泡破裂排卵。

【处方】熟地黄20g，生山药30g，枸杞子15g，菟丝子20g，淫羊藿20g，桂枝12g，桃仁12g，赤芍15g，茺蔚子20g，鸡内金10g。

【用法】卵泡后期，卵泡直径达13mm时，每日1剂，水煎煮，早、晚各1次，连续服4～5剂。

【方解】本方适应在排卵前应用，治疗上在促进阴精充足基础上，酌情加入益肾助阳及调气活血之品，促进阴阳转化，诱发排卵。方中熟地黄、生山药、枸杞子滋补肾精；菟丝子、淫羊藿温补肾阳，使阴精充盛至极；桃仁、赤芍、茺蔚子、桂枝活血通阳，促进阴阳转化，发生排卵；鸡内金消食化瘀。全方补肾助阳活血，促进卵泡破裂排卵。

【辨证加减】兼肝郁者，加制香附；大卵泡不破裂者，加皂角刺、三棱。

3.补肾健脾助孕方

【主治】黄体功能不良。

【适应证】黄体功能不良属脾肾两虚者。

【功效】补肾健脾，温阳理气。

【处方】黄芪20g，党参15g，炒白术15g，熟地黄15g，生山药30g，枸杞子15g，菟丝子20g，续断15g，桑寄生15g，黄芩10g，苏梗15g，砂仁4g（后下）。

【用法】排卵后，每日1剂，水煎煮，早、晚各1次，连服7～10剂。

【方解】本方适合黄体期的治疗。黄体期以补肾健脾，理气助阳为主，方中熟地黄、生山药、枸杞子滋补肾精；菟丝子、续断、桑寄生温补肾气，且有安胎之效；黄芪、党参、炒白术健脾益气；黄芩清胎热，又防诸药过热；苏梗、砂仁理气和胃，还可理气安胎。全方共奏补肾健脾、温阳理气安胎之效。

【辨证加减】脾胃虚弱者，去熟地黄。

4.通管汤

【主治】输卵管不通。

【适应证】输卵管不通属血瘀湿热互结者。

【功效】活血化瘀，软坚散结，清热利湿通管。

【处方】桃仁12g，红花9g，当归15g，川芎12g，赤芍15g，三棱15g，莪术15g，生薏苡仁30g，蒲公英30g，败酱草30g，王不留行30g，路路通30g，桂枝12g，黄芪30g，木香15g。

【用法】每日1剂，水煎煮，早、晚各1次。

【方解】输卵管不通多因经期、人工流产、宫腔操作，胞门未闭，瘀血未尽之际，复感湿热寒邪，致湿热寒邪与血相搏结，气血凝滞，湿热寒瘀互结胞脉，胞脉瘀阻，两精不能相合而致不孕。故活血化瘀，软坚散结，清热利湿解毒，疏通胞脉是基本治则。方中以桃仁、红花、当归、川芎、赤芍活血化瘀；王不留行、路路通活血消癥，疏通胞脉；三棱、莪术软坚散结；生薏苡仁、蒲公英、败酱草清热利湿解毒；佐以桂枝取其助阳通络，其温通之性能遏制清热药的凉性；木香理脾胃之气；本病日久正气必虚，故用黄芪补气，防攻伐太过。

【辨证加减】肝郁者，加柴胡、制香附；输卵管积水者，加泽泻、车前草；肾虚者，加续断、鹿角霜。

三、痛经

1.温经活血止痛方

【主治】功能性痛经。

【适应证】功能性痛经属寒凝血瘀者。

【功效】温经散寒，祛瘀止痛。

【处方】炒蒲黄12g，五灵脂12g，当归15g，川芎12g，桃仁12g，红花9g，制香附15g，延胡索15g，生白芍20g，甘草6g，上肉桂15g，小茴香15g，益母草20g，泽兰30g。

【用法】经前3日服药，每日1剂，水煎煮，早、晚各1次，服至月经来潮第2日。

【方解】经期感受寒邪，或过食寒凉之品，寒客冲任，与血搏结，气血凝滞不畅，经前期气血下注冲任，胞脉气血更加壅滞，不通则痛，而发痛经。方中以桃仁、红花、当归、川芎活血化瘀；上肉桂、小茴香温经散寒；炒蒲黄、五灵脂活血祛瘀，散结止痛；制香附、延胡索理气止痛；生白芍、甘草缓急止痛；益母草、泽兰活血通经。全方共奏温经散寒、祛瘀止痛之效。

【辨证加减】若痛经伴恶心呕吐者，加吴茱萸、炒白术、茯苓。

2.理气逐瘀止痛方

【主治】子宫内膜异位症、子宫腺肌病痛经。

【适应证】子宫内膜异位症、子宫腺肌病痛经属血瘀者。

【功效】理气活血，消癥止痛。

【处方】炒蒲黄12 g，五灵脂12 g，当归15 g，川芎12 g，桃仁12 g，红花9 g，制香附15 g，青皮12 g，陈皮12 g，土鳖虫9 g，烫水蛭6 g，延胡索15 g，制乳香6 g，制没药6 g，上肉桂12 g，吴茱萸6 g，益母草30 g。

【用法】经前3日服药，每日1剂，水煎煮，早、晚各1次，服至月经来潮第2日。

【方解】子宫内膜异位、子宫腺肌病痛经属血瘀之重症，方中以当归、川芎、桃仁、红花活血化瘀；土鳖虫、烫水蛭破血祛瘀；炒蒲黄、五灵脂活血祛瘀，散结止痛；制香附、青皮、陈皮、延胡索、制乳香、制没药理气活血止痛；上肉桂、吴茱萸温经散寒；益母草活血通经。全方共奏理气活血、温经散寒、消癥止痛之功。

【辨证加减】月经量多者，加田三七；膜样痛经者，加三棱、杜仲；兼腰疼者，加续断、桑寄生。

四、经行前后诸证

1.头痛消方

【主治】经行头痛。

【适应证】经行头痛属阴虚阳亢、血瘀脉络者。

【功效】滋阴潜阳，活血止痛。

【处方】当归15 g，生白芍15 g，川楝子9 g，生地黄15 g，山茱萸15 g，桑葚15 g，钩藤15 g，石决明20 g，桑叶12 g，丹参20 g，川芎15 g，鸡内金10 g。

【用法】经前5日服药，每日1剂，水煎煮，早、晚各1次，服至月经来潮第2日。

【方解】肝肾阴血亏虚，肝阳上亢，血瘀脉络是经行头痛的主要病机。故以生地黄、桑葚、山茱萸补肝肾之阴；当归、生白芍养血柔肝；川楝子清肝；钩藤、石决明平肝潜阳；丹参、川芎活血止痛；桑叶疏风清热，能疏散头目风邪；鸡内金消食化积。全方共奏滋阴潜阳、活血止痛之功。

【辨证加减】经前3日加益母草；兼脾虚者，加炒白术；兼二目发胀者，加菊花。

2.乳胀消方

【主治】经行乳房胀痛。

【适应证】经行乳房胀痛属气滞血瘀者。

【功效】疏肝理气，活血止痛。

【处方】柴胡12 g，当归15 g，赤芍15 g，白芍15 g，制香附15 g，青皮12 g，陈皮12 g，全瓜蒌15 g，郁金15 g，延胡索15 g，制乳香6 g，制没药6 g，桃仁12 g，红花9 g，益母草20 g。

【用法】经前5日服药，每日1剂，水煎煮，早、晚各1次，服至月经来潮第2日。

【方解】素性抑郁，或郁怒伤肝，肝郁气滞。经前或经期冲脉气血充盛，肝司冲脉，加重气血郁滞，乳络不畅，发生本病。故以柴胡、制香附、青皮、陈皮疏肝理气；当归、白芍养血柔肝；全瓜蒌、郁金宽胸理气；桃仁、红花、赤芍、益母草活血化瘀通经；延胡索、制乳香、制没药活血止痛。全方共奏疏肝理气、活血止痛之功。

【辨证加减】肝郁化热者，加牡丹皮、炒栀子；兼脾胃虚弱者，加炒白术、茯苓；兼肾虚者，加鹿角霜。

3.解郁安神方

【主治】经行情志异常。

【适应证】经行情志异常属肝郁化热者。

【功效】疏肝清热，解郁安神。

【处方】牡丹皮12 g，栀子12 g，柴胡12 g，当归15 g，生白芍15 g，郁金15 g，知母10 g，钩藤15 g，生龙骨30 g，生牡蛎30 g，山茱萸15 g，炒酸枣仁20 g，夜交藤20 g，浮小麦30 g，甘草6 g。

【用法】经前5日服药，每日1剂，水煎煮，早、晚各1次，服至月经来潮第2日。

【方解】素性抑郁，或郁怒伤肝，肝气郁结，郁久化热，经前冲气偏盛，冲气挟肝热上逆，上扰心神，而发本病。故以柴胡、郁金疏肝理气；当归、生白芍、山茱萸养血柔肝；牡丹皮、栀子、知母清肝心之热；钩藤、生龙骨、生牡蛎平肝重镇安神；炒酸枣仁、夜交藤养血安神；浮小麦养肝补心，除烦安神；甘草缓中。全方共奏疏肝清热、解郁安神之效。

【辨证加减】兼脾胃虚弱者，加炒白术、茯苓。

五、围绝经期综合征

1.滋阴潜阳方

【主治】围绝经期综合征。

【适应证】围绝经期综合征属阴虚阳亢者。

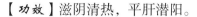

【功效】滋阴清热，平肝潜阳。

【处方】盐黄柏12 g，知母12 g，生地黄15 g，生山药30 g，山茱萸15 g，菟丝子9 g，当归15 g，生白芍15 g，川楝子9 g，丹参15 g，生龙骨30 g，生牡蛎30 g，炒白术15 g，鸡内金10 g。

【用法】每日1剂，水煎煮，早、晚各1次。

【方解】围绝经期综合征的主要病机是肾的精气虚衰，阴阳平衡失调，多波及心、肝、脾三脏。临床以肾阴亏虚、阴虚阳亢为主要证候。故以生地黄、生山药、山茱萸滋补肾阴；当归、生白芍、川楝子养肝血、清肝热；盐黄柏、知母清虚热；生龙骨、生牡蛎平肝潜阳；丹参活血；菟丝子温肾阳中求阴；炒白术、鸡内金健脾消食，防诸药滋腻。全方共奏滋阴清热、平肝潜阳之功。

【辨证加减】汗出多者，加浮小麦；潮热偏重者，加黄连、钩藤；脾胃虚弱者，去生地黄，其中胃脘胀满者，加苏梗、砂仁；大便溏泄者，加炒扁豆。

2.滋阴宁心方

【主治】围绝经期综合征心悸。

【适应证】围绝经期综合征心悸属阴血亏损者。

【功效】滋阴养血，宁心安神。

【处方】生地黄10 g，熟地黄10 g，生山药30 g，山茱萸15 g，太子参15 g，麦冬15 g，五味子12 g，丹参15 g，知母12 g，生龙骨30 g，生牡蛎30 g，黄连3 g，炒酸枣仁20，鸡内金10 g。

【用法】每日1剂，水煎煮，早、晚各1次。

【方解】围绝经期综合征心悸者多为阴血亏损，心神失养。故以生地黄、熟地黄、生山药、山茱萸滋补肾阴；太子参、麦冬、五味子益气养阴、宁心安神；知母、黄连清心；炒酸枣仁养血安神；生龙骨、生牡蛎重镇安神；丹参活血；鸡内金消食化积。诸药合用共奏滋阴养血，宁心安神之功。

【辨证加减】兼胸闷者，加全瓜蒌、郁金。

3.疏肝养阴安神方

【主治】围绝经期综合征失眠。

【适应证】围绝经期综合征失眠属肝肾阴虚者。

【功效】滋阴清热，宁心安神。

【处方】柴胡9 g，当归15 g，生白芍15 g，川楝子9 g，生地黄15 g，山茱萸15 g，钩藤15 g，知母12 g，黄连3 g，生龙骨30 g，生牡蛎30 g，炒酸枣仁20 g，夜交藤20 g，鸡内金10 g。

【用法】每日1剂，水煎煮，早、晚各1次。

【方解】绝经前后妇女天癸渐竭，阴精匮乏。肾阴亏虚可致心阴亏虚，心神失养，阴虚火旺，热扰心神，则神明不安，出现心悸失眠。肾阴亏虚，可致肝阴不足，肝阳上亢，虚阳上浮，出现潮热汗出、焦虑烦躁，甚至情志失常等。故围绝经期综合征失眠与心肝阴血亏损密切相关。方中以当归、生白芍、生地黄、山茱萸滋补阴血；柴胡、川楝子疏肝清肝；知母、黄连清心；钩藤、生龙骨、生牡蛎平肝潜阳，重镇安神；炒酸枣仁、夜交藤养血安神；鸡内金消食，防诸药滋腻。全方共奏滋阴清热、平肝潜阳、宁心安神之效。

【辨证加减】脾胃虚弱者，去生地黄，加炒白术、苏梗。

六、妇科炎症

1.炎克康方

【主治】慢性盆腔炎。

【适应证】慢性盆腔炎属湿热瘀血互结者。

【功效】清热利湿，化瘀散结，理气止痛。

【处方】当归15 g，川芎12 g，桃仁12 g，赤芍15 g，制香附15 g，延胡索15 g，制乳香6 g，制没药6 g，三棱15 g，莪术15 g，生薏苡仁30 g，蒲公英30 g，败酱草30 g，桂枝12 g，黄芪30 g，木香15 g。

【用法】每日1剂，水煎煮，早、晚各1次。

【方解】慢性盆腔炎多因经期、产后，胞门未闭，余血未尽之际，复感湿热寒邪，致湿热寒邪与血相搏结，气血凝滞，湿热寒瘀互结胞宫而发病。方中以当归、川芎、桃仁、赤芍活血化瘀；生薏苡仁、蒲公英、败酱草清热利湿解毒；制香附、延胡索、制乳香、制没药、木香理气活血止痛；湿热瘀结下焦，易积成形，故以三棱、莪术软坚散结；桂枝温通血脉；久病正气亏虚，故以黄芪补气扶正。全方共奏清热利湿、化瘀散结、理气止痛之效。

【辨证加减】兼带下色黄量多者，加茵陈、车前草；血瘀较重者，加土鳖虫。

2.解毒杀虫方

【主治】阴道炎。

【适应证】阴道炎属湿热湿毒者。

【功效】清热利湿，解毒杀虫。

【处方】苦参30 g，蛇床子30 g，黄柏30 g，黄连15 g，丁香15 g，枯矾6 g，白鲜皮30 g。

【用法】每日1次，外用，水煎煮，1剂用2次。

【方解】湿热流注下焦，蕴积生虫，或外阴不洁，湿虫滋生，虫蚀阴中，而至阴痒。故以苦参、黄柏、黄连清热解毒；蛇床子、丁香、白鲜皮杀虫止痒；枯矾燥湿止带。诸药合用，清热利湿，解毒杀虫。

【辨证加减】老年性阴道炎者，加丹参、淫羊藿、菟丝子。

七、癥瘕

消癥方

【主治】子宫肌瘤、卵巢囊肿等。

【适应证】子宫肌瘤、卵巢囊肿属血瘀者。

【功效】活血化瘀，软坚散结，清热解毒。

【处方】桂枝12 g，桃仁12 g，赤芍15 g，三棱15 g，莪术15 g，土

䗪虫10 g，烫水蛭6 g，生薏苡仁30 g　蒲公英20 g，半枝莲12 g，续断15 g，木香15 g。

【用法】每日1剂，水煎煮，早、晚各1次。

【方解】经期产后，胞脉空虚之际，房事不洁或外邪侵袭，凝滞气血，或暴怒伤肝，气逆血留，瘀血内停，渐积成癥。故以桃仁、赤芍活血化瘀；三棱、莪术、土鳖虫、烫水蛭活血破瘀，软坚散结；生薏苡仁、蒲公英、半枝莲清热解毒；桂枝温通血脉；续断温肾助阳，扶正祛瘀；木香理脾胃之气。全方共奏活血化瘀、软坚散结、清热解毒之效。

【辨证加减】气虚者，加黄芪；肝郁气滞者，加柴胡、制香附。

八、带下病

1.清热利湿止带方

【主治】带下病。

【适应证】带下病属湿热下注者。

【功效】清热利湿止带。

【处方】茵陈20 g，黄柏15 g，栀子15 g，黄芩15 g，牡丹皮15 g，车前草20 g，泽泻15 g，生地黄10 g，芡实15 g。

【用法】每日1剂，水煎煮，早、晚各1次。

【方解】脾虚湿盛，郁久化热，或肝郁化火，湿热内生，湿热流注下焦，损伤任带，约固无力，而成带下病。方中以茵陈、黄柏、栀子、黄芩清热利湿解毒；牡丹皮凉血化瘀；车前草、泽泻利水除湿；生地黄滋阴清热；芡实固摄止带。诸药共用清热利湿止带。

【辨证加减】脾胃虚弱者加炒白术、茯苓。

2.健脾除湿止带方

【主治】带下病。

【适应证】带下病属脾阳虚者。

【功效】健脾补肾，升阳除湿。

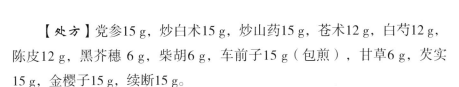

【处方】党参15 g，炒白术15 g，炒山药15 g，苍术12 g，白芍12 g，陈皮12 g，黑芥穗6 g，柴胡6 g，车前子15 g（包煎），甘草6 g，芡实15 g，金樱子15 g，续断15 g。

【用法】每日1剂，水煎煮，早、晚各1次。

【方解】饮食不节，劳倦过度，或忧思气结，损伤脾气，脾运化失职，水湿停聚，流注下焦，伤及任带，任脉不固，带脉失约，而致带下病。本方以完带汤健脾益气，升阳除湿；脾阳亏虚多影响及肾，肾气亏虚，气不化水，则带下病加重，故加芡实、金樱子、续断温补肾阳，固摄止带。全方共奏健脾补肾、升阳除湿之效。

【辨证加减】兼湿郁化热者，加黄柏。

3.养阴增带方

【主治】带下量少。

【适应证】带下量少属阴虚内热者。

【功效】滋阴，清热，增液。

【处方】黄柏12 g，知母12 g，生地黄15 g，生山药30 g，山茱萸15 g，当归15 g，白芍15 g，玉竹15 g，石斛15 g，菟丝子15 g，淫羊藿15 g，鸡内金10 g。

【用法】每日1剂，水煎煮，早、晚各1次。

【方解】带下量少多见肾阴亏损，阴虚内热，津液不足。故以生地黄、生山药、山茱萸、当归、白芍滋补阴血；玉竹、石斛增液；黄柏、知母清虚热；菟丝子、淫羊藿温肾填精；鸡内金消食化瘀。全方共奏滋阴、清热、增液之效。

【辨证加减】兼血瘀者，加丹参、红花。

九、妊娠病

1.补肾健脾安胎方

【主治】胎动不安、滑胎。

【适应证】胎动不安、滑胎属肾脾两虚者。

【功效】补肾健脾，固冲安胎。

【处方】黄芪20 g，党参15 g，炒白术15 g，熟地黄15 g，生山药30 g，枸杞子15 g，菟丝子20 g，续断15 g，桑寄生15 g，阿胶12 g（烊化），黄芩12 g，苏梗12 g，砂仁4 g（后下）。

【用法】每日1剂，水煎煮，早、晚各1次。

【方解】肾脾两亏，气血虚弱，是本病的主要病机。若肾的精气不足，肾封藏失职，则胎元失养，胎气不固。脾为后天之本，气血化生之源，脾虚气血化生不足，胎失所养，则发生本病。故以菟丝子、续断、桑寄生补肾气，固冲安胎；熟地黄、生山药、枸杞子、阿胶补肾填精，养血安胎；黄芪、党参、炒白术健脾益气安胎；苏梗、砂仁理气安胎；加黄芩除热安胎。全方合用共奏补肾健脾、固冲安胎之效。

【辨证加减】阴道出血者，加旱莲草。

2.滋阴清热固冲安胎方

【主治】胎漏。

【适应证】胎漏属阴虚内热者。

【功效】滋阴清热，固冲止血。

【处方】炒黄柏12 g，生地黄15 g，生山药30 g，山茱萸15 g，续断12 g，生白芍15 g，党参15 g，炒白术15 g，黄芩炭15 g，阿胶10 g（烊化），旱莲草20 g，荆芥炭15 g，地榆炭20 g，菟丝子15 g 砂仁3 g（后下）。

【用法】每日1剂，水煎煮，早、晚各1次。

【方解】阴虚内热，热迫血行，冲任不固，易发胎漏。故以生地黄、生山药、山茱萸滋补肾阴；炒黄柏、黄芩炭清虚热；党参、炒白术、续断、菟丝子健脾补肾，以安胎元；旱莲草、地榆炭养阴凉血止血，荆芥炭引血归经，阿胶、生白芍养血止血；又以砂仁健脾和胃，防诸药滋腻。全方共奏滋阴清热、固冲止血安胎之效。

【辨证加减】兼心神不宁者，加麦冬。

十、产后病

益气养血疏风方

【主治】产后身痛。

【适应证】产后身痛属血虚者。

【功效】补血益气，补肾疏风宣络。

【处方】黄芪30 g，桂枝12 g，白芍12 g，当归15 g，川芎12 g，熟地黄15 g，防风12 g，秦艽12 g，续断15 g，桑寄生15 g。

【用法】每日1剂，水煎煮，早、晚各1次。

【方解】产后身痛属血虚者，多因素体血虚，失血过多，阴血亏损，四肢百骸，筋脉关节失养所致，故治疗以大补气血为主，佐以疏风宣络。以黄芪桂枝五物汤合四物汤为主方。方中黄芪和四物汤（白芍、当归、川芎、熟地黄）益气养血；桂枝温通阳气，防风、秦艽疏风宣络；续断、桑寄生补肾壮骨。全方合用共奏补血益气、疏风宣络、补肾壮骨之效。

【辨证加减】兼有外邪者，加羌活、独活。

第四章　临床验案

一、月经病

（一）月经先期

案1：

李某，女，40岁。2018年12月11日初诊。

主诉：月经15日一行，已3个月。

病史：患者近3个月，月经15日一行，经期6～9日，经量中等、色暗红、有血块。2018年末次月经12月1日，行经9日，量同既往。现小腹坠胀感，乏力，口干，心烦，食辛易热，有带下，饮食睡眠正常，二便正常。舌质红，苔薄白，脉弦细。$G_3P_2A_1$，20年前行人工流产术。

西医诊断：黄体功能不全。

中医诊断：月经先期。

中医辨证：肝旺肾虚。

治则：滋阴补肾，清热凉血，柔肝清肝平肝，固摄冲任。嘱治疗期间禁妊娠。

处方：炒黄柏15 g，生地黄20 g，生山药30 g，山茱萸15 g，续断12 g，生白芍15 g，川楝子9 g，钩藤15 g，旱莲草20 g，荆芥炭15 g，地榆炭30 g，炒白术15 g，鸡内金9 g，黄芩炭15 g。6剂，每日1剂，水煎服。

2018年12月20日二诊：月经未来，现无经前症状。守上方，改旱莲草为30 g。6剂，每日1剂，水煎服。

2018年12月27日三诊：末次月经12月27日，上次月经12月1日，周期26日。以上方随症加减，继续治疗3周，月经周期已正常。

【按】月经病多因外感邪气、内伤七情、房劳所伤、饮食失宜、劳倦过度等引起脏腑功能失常、气血失调，导致冲任二脉损伤所致。在临床中，擅于用肝肾开合理论，治疗冲任不固类月经病。认为在月经调节机制中，不仅要重视肾，更应重视肝肾二脏。肾藏精，封藏之本，主合；肝主疏泄，调畅气机，主开。在月经周期两次阴阳消长转化过程中，肝肾二脏，一开一合，开合有度，促进卵子规律排出和月经按时来潮。该患者因肝的疏泄功能太过，肾封藏不及，阴精未充盛，而提前转阳，系肝肾阴血亏损，开合失常，开大于合，阴阳转化失常。用自拟方滋阴固冲方加减。以生地黄、生山药、山茱萸滋补肾阴；炒黄柏、黄芩炭清虚热；伍以续断取其阳中求阴，诸药合用，加强肾之封藏。肾阴亏损，多致肝阴不足，肝气偏亢，故以生白芍、川楝子、钩藤柔肝清肝平肝，使肝开之不过。旱莲草补肝肾阴，凉血止血；地榆炭凉血止血；荆芥炭引血归经，理血止血，三药合用固摄冲任。又以炒白术、鸡内金健脾和胃，防诸药滋腻，且鸡内金又能化瘀，防止血留瘀之弊。全方共奏滋阴补肾、清热凉血、柔肝清肝平肝、固摄冲任之功。使肝肾开合有度，阴阳转化正常，经水如期。二诊改旱莲草为30 g，加大固冲的力度。当月月经周期恢复正常。

案2：

宋某，女，37岁。2018年1月6日初诊。

主诉：月经先期多年，有备孕计划，未避孕1年余未孕。

病史：患者平素月经20～23日一行，行经10日，量偏少，淋漓不净，带下量正常，胸闷，口干，腰酸困，心烦，纳眠正常，二便正常。舌质红，苔薄白，脉弦细。末次月经2017年12月18日，行经9日，量少同前。$G_2P_1A_1$，男方精液常规正常，患者孕前检查已做。

西医诊断：黄体功能不全。

中医诊断：月经先期。

中医辨证：阴虚内热证。

治则：滋阴清热固冲。

处方：炒黄柏15 g，生地黄20 g，生山药30 g，山茱萸15 g，续断12 g，生白芍15 g，旱莲草30 g，荆芥炭15 g，地榆炭30 g，炒白术15 g，苏梗15 g。取6剂，每日1剂，水煎服。

2018年1月13日二诊：无阴道出血，服上药平稳。上方取4剂，每日1剂，水煎服。

2018年2月3日三诊：末次月经2018年1月14日，行经7日，量同前，口干，心烦。上方加仙鹤草30 g，取5剂，每日1剂，水煎服。

2018年3月1日四诊：末次月经2018年2月10日，行经7日，量同前。上方取6剂，每日1剂，水煎服。

2018年3月24日五诊：末次月经2018年3月11日，行经7日，量同前，现口干，心烦。继续以上方随症加减调治2个月，患者顺利怀孕。

后电话随访已顺利分娩。

【按】本案当以调经为第一要务，经调为孕子之先。中医认为，月经先期多责之于血热和气虚。根据肝肾开合理论认为，肝藏血主疏泄主开，肾藏精主封藏主合，肝肾功能正常，开合有度，冲任血海溢止有时，胞宫藏泻有度，则月经按时来潮。若肝肾开合功能失常，导致月经周期中阴阳转化不利，血海蓄溢失调，冲任损伤，则发生月经失调。本案患者平素肝肾阴血不足，不能涵养肝木，而肝气偏亢，在阴阳转化之际，阴提前转阳，则月经先期来潮。治疗当以滋阴清热固冲为主。以自拟方滋阴固冲汤治疗本病，方中生地黄、生山药、山茱萸滋补肾阴，配以续断以阴中求阳，加强肾之封藏；以生白芍柔肝，调肝之疏泄；炒黄柏入肾，清肾中虚火；旱莲草滋阴止血，地榆炭凉血止血，荆芥炭为风药妙用，善引血归经；炒白术健脾益气；苏梗理气和胃，防诸药滋腻。用药后患者月经已规律来潮，调理两个月后，陆续加入菟丝子等补肾药物，为孕育做准备。用药后顺利怀孕，可谓调经即调孕。

案3：

陈某，女，29岁。2018年3月1日初诊。

主诉：月经提前7～8日（多年），未避孕1年余未孕。

病史：患者婚后未避孕未孕1年余，诉彩超、输卵管造影及宫腔镜检查均未见明显异常。男方精液常规正常。3月前外院性激素检查示：卵泡刺激素（FSH）12.43 mIU/mL，黄体生成素 4.38 mIU/mL，抗苗勒管激素（AMH）0.567 ng/mL。建议行辅助生殖。平素月经提前，月经20～21日一行，经期4～5日，量偏少，有少量血块，无痛经，腰酸，经前乳房胀满。平素心烦，口干口苦，食辛辣食物易热，带下量正常，饮食不规律，食后易腹胀，睡眠二便正常。舌质红，苔薄白，脉弦细。

西医诊断：①不孕症；②早发性卵巢功能不全。

中医诊断：①月经先期；②不孕症。

中医辨证：肝旺肾虚、冲任不固。

治法：疏肝补肾、清热固冲。嘱治疗期间避孕。

处方：炒黄柏15 g，生地黄20 g，生山药30 g，山茱萸15 g，续断15 g，菟丝子15 g，生白芍15 g，柴胡9 g，旱莲草20 g，女贞子15 g，荆芥炭15 g，炒白术20 g，鸡内金9 g。7剂，月经干净后用药，每日1剂，水煎服。

2018年3月10日二诊：服药后无明显不适，舌脉同前。初诊处方疏肝补肾、清热固冲。上方取12剂，经期停药，每日1剂，水煎服。

2018年3月23日三诊：诉服药后无不适，本月月经来潮，周期26日，经期5日，经量较前稍增多，腰酸减轻。上方加地榆炭30 g，改旱莲草为30 g，其他不变。7剂，每日1剂，水煎服。

2018年3月28日四诊：服药后无明显不适，心烦、口干口苦、腹胀均有减轻。治疗仍按上方改菟丝子为20 g。6剂，每日1剂，水煎服。

2018年4月3日五诊：诉服药后无不适，本月月经来潮，周期27日，经期5日，经量中等，腰酸明显减轻。本月试孕。

处方：炒黄柏15 g，生地黄8 g，熟地黄8 g，生山药30 g，山茱萸15 g，续断15 g，菟丝子15 g，生白芍15 g，柴胡9 g，旱莲草20 g，女贞子15 g，荆芥炭15 g，炒白术20 g，苏梗15 g。15剂，每日1剂，水煎服。

2018年4月10日六诊：诉月经第26日阴道极少量出血，嘱停药观察。

2018年4月20日七诊：停经33日自测尿HCG（人绒毛膜促性腺素）阳性，医院查血HCG：2008 mIU/mL。给予地屈孕酮及补肾健脾安胎中药保胎治疗，后足月顺产一健康女婴。

【按】依据中医基础理论结合自身多年临床经验，认为月经的产生及其调节与肝、肾密切相关。肝藏血，肾藏精，精血互化，为月经提供物质基础。在月经周期阴阳变化中，肾主封藏，主合，使阴精充盛，卵子成熟。肝主疏泄主开，通过其调畅气机疏通气血作用，在排卵期使阴盛转阳，卵子规律排出；在月经期使阳盛转阴，经血满溢来潮。肝肾二脏一开一合，相互协调，共同维持月经的阴阳平衡和周期规律。肝肾开合功能失常导致月经周期中阴阳转化不利是引起月经失调的重要病机。月经先期多是肝的疏泄功能太过而肾的封藏不及，使阴精未充盛而提前转阳，以肝肾阴血亏损为本，阳热为标，总病机为肝肾二脏开合失常，阴阳转化不利。月经先期常伴见不孕，则重在调经，经调则自孕。故治疗时紧扣病机，一方面滋补肝肾之阴，清阴虚之热；一方面疏肝柔肝，固摄冲任，使肝肾功能协调，月经阴阳转化平衡，则经调好孕。

（二）月经先后无定期

林某，女，46岁。2018年1月6日初诊。

主诉：月经先后无定期已6个月。

病史：患者现月经21～40日一行，行经7～8日，量少。末次月经2017年12月21日，行经8日，量少同前，经前乳胀，小腹痛，平素白带偏少，心烦，轻度潮热，纳可，大便正常，腰痛。舌质红，苔薄白，脉弦细。已上环。

中医诊断：月经先后无定期。

中医辨证：肝旺肾虚。

治则：疏肝补肾，调畅冲任。

处方：柴胡12 g，生白芍15 g，生地黄10 g，熟地黄10 g，生山药30 g，山茱萸15 g，续断12 g，苏梗15 g，旱莲草30 g，荆芥炭15 g，炒白术15 g，鸡内金10 g，炒黄柏10 g。6剂，每日1剂，水煎服。

2018年1月13日二诊：服上药平稳，心烦、腰痛好转，纳可，大便正常，脉弦细，舌质偏红，少苔。

处方：党参15 g，炒白术15 g，柴胡9 g，茯苓10 g，甘草6 g，熟地黄15 g，黄芩15 g，砂仁6 g，苏梗15 g，6剂，每日1剂。

2018年1月25日三诊：2018年1月17日月经来潮，行经7日，量正常。现潮热，口干，心烦，脉细，舌质偏红，苔薄白。守初诊方去荆芥炭，加当归15 g，女贞子15 g，夜交藤30 g，改旱莲草为15 g。8剂，每日1剂。

以上方加减治疗1个月，月经已规律来潮。

【按】本案患者月经先后不定期，21～40日一行，相当于西医学排卵型功能失调性子宫出血病的月经不规则。中医则称之为月经先后无定期。其主要病理机制是冲任气血不调，血海蓄溢失常。患者平素心烦，经前乳胀，乃肝气偏旺之人，加之已近绝经之年，肾阴亏虚，阴血不足，肝气偏旺，血海蓄溢失常，则致月经或前或后。《傅青主女科》论述："妇人有经来断续，或前或后无定期，人以为气血之虚也，谁知是肝气之郁结乎！……治法宜疏肝之郁，即开肾之郁也，肝肾之郁既开，而经水自有一定之期矣。" 治以疏肝补肾，调畅冲任。方中柴胡、生白芍疏肝解郁；生地黄、熟地黄、生山药、山茱萸滋补肝肾之阴；炒黄柏清虚热；续断阳中求阴、固肾；旱莲草养阴止血固冲；荆芥炭理血止血；炒白术、鸡内金健脾消食；苏梗理气和胃。全方配伍调补肝肾，使肝肾开合正常，用药后，患者本月月经未提前来潮，继续服药调治，加大滋阴补肾之力度。

（三）月经量少

案1：

姜某，女，43岁。2019年9月6日初诊。

主诉：月经量少1年。

病史：患者初潮12岁，月经规律，月经28日一行，经期3日，月经量

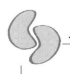

少，较正常量少1/2，有血块，经前腰酸，乳胀，心烦。末次月经2019年9月4日，现月经来潮第3日，量少同前。平素纳差，胃胀，大便日一次不成形，小便正常，乏力，畏寒，多梦易醒，带下正常，舌质淡红，苔薄白，脉弱。$G_3P_2A_1$。10年前有乳腺纤维瘤手术史。

西医诊断：月经过少。

中医诊断：月经量少。

中医辨证：脾胃虚弱证。

治则：健脾和胃，补血活血。嘱治疗期间禁妊娠。

处方：黄芪30 g，党参15 g，炒白术15 g，茯苓15 g，甘草6 g，清半夏12 g，陈皮15 g，木香15 g，苏梗15 g，红花6 g，丹参15 g，炒扁豆30 g，菟丝子20 g，巴戟天15 g，当归10 g。6剂，每日1剂，水煎服。

2019年9月12日二诊：服上药胃胀减轻，纳食增加，乏力、畏寒好转。以上方随症加减，又服12剂，每日1剂，水煎服。

2019年10月12日三诊：末次月经9月29日，量较前略多。守上方加川芎10 g，熟地黄10 g，炒白芍10 g。6剂，每日1剂，水煎服。

随后以上方随症加减，经前加入益母草活血通经，连续用药2个月，月经量逐渐增多。

2019年12月26日来诊：末次月经12月17日，行经4日，量较前明显增多，有小血块，胃胀已基本消失，纳食正常，乏力、畏寒消失，大便成形，舌质淡红，苔薄白，脉弱好转。守上方去益母草，6剂，每日1剂，水煎服，巩固疗效。

【按】本案患者月经量少，胃胀，纳差，辨证为脾胃虚弱、气血亏损型。脾胃为后天之本，气血生化之源，脾胃虚弱，气血不足，则月经量少。调经应注重月经的生成机制，肾藏精，精化血，是月经的重要组成部分，故在健脾和胃、益气养血的基础上，加入温补肾气的菟丝子、巴戟天，助气血的化生，使胃胀消，脾胃健，气血足，肾精盛，经量多。乃病、证、生理病理机制相结合的体现。

案2：

杨某，女，34岁。2019年9月19日初诊。

主诉：月经量渐少1年。

病史：患者平素月经规律，29日一行，行经5日干净，经量较前减少2/3。痛经，有血块，小腹凉，腰酸，自觉血块排不出来，经期心烦，乳胀。末次月经2019年9月16日，现第4日，量少同前。曾用孕酮治疗，效果欠佳。平素心烦胸闷、易怒，食辛易热，腰酸软，两目干胀，脱发，乏力，带下正常，饮食正常，大便2～3日1次，睡眠正常，舌质红，苔薄白，有齿痕，脉弦。$G_3P_1A_2$。2019年5月21日彩超示：子宫44 mm×35 mm×46 mm，前壁浆膜下见10 mm×8 mm低回声。内分泌六项：卵泡刺激素8.8 mIU/mL，黄体生成素2.86 mIU/mL，雌二醇24 pg/mL，孕酮（P）0.34 ng/mL，睾酮（T）41.12 ng/dL，泌乳素（PRL）26.71 ng/mL，游离三碘甲状原氨酸（FT_3）4.62 pg/mL，游离甲状腺素（FT_4）8.91 ng/mL，促甲状腺激素（TSH）2.88 μIU/mL。

西医诊断：卵巢功能低落。

中医诊断：月经量少。

中医辨证：肝气郁结，气滞血瘀。

治则：疏肝解郁，理气活血，养血益气。嘱治疗期间禁妊娠。

处方：柴胡12 g，当归15 g，生白芍15 g，制香附15 g，醋郁金15 g，钩藤15 g，川芎12 g，生地黄15 g，全瓜蒌15 g，枸杞子15 g，黄芪30 g，菊花9 g，鸡内金12 g，桃仁12 g，红花6 g，蒲公英30 g。6剂，每日1剂，水煎服。

2019年9月26日二诊：心烦胸闷明显好转，两目干胀减轻，大便每日1～2次。守上方改蒲公英为20 g。12剂，每日1剂。

2019年10月26日三诊：10月11日彩超示子宫内膜厚11.2 mm。末次月经2019年10月16日，行经3日，量较前明显增多。经行第1日量大，是之前的3倍，心烦好转，胸闷消失，二目干胀缓解。继服上方加党参15 g，炒白术15 g，菟丝子20 g，淫羊藿20 g。6剂，每日1剂，继续调治。

【按】本案患者月经量明显减少，已较前减少2/3，继续发展恐有闭经之患。加之内分泌检查，可知患者卵巢功能出现低落现象，但经前内膜偏厚。结合临床症状，本例患者乃肝气郁结，气滞血瘀，瘀阻胞宫。加之肝气郁结，脾失健运，气血化生不足而致月经量少，以逍遥散为基础方，加四物汤及活血化瘀、清热解毒之品。患者服药后，月经量增多，心烦、胸闷明显好转。治疗本病不仅要重视辨证论治，还要注重月经生成机制，患者内分泌检查示卵巢功能低落，其与肾精气血关系密切，须防患于未然，即加入补肾填精的药物。综观本案，治疗妇科肝郁证有一些特点，患者肝气郁结，郁亢并存，故疏肝平肝并用。肝气郁结多影响脾胃和肾的功能，使化源不足，开合失常。故疏肝理气的同时，适当加入健脾补肾药物，可提高疗效。

案3：

李某，女，40岁。2019年10月31日初诊。

主诉：月经量少2年。

病史：患者平素月经25～28日一行，经期2～3日，月经量少，较之前量少2/3，经色暗红，有血块儿。经前乳胀，心烦。末次月经2019年10月26日，经期3日，量少。曾服用中药治疗1个月，效果欠佳，平素口干易上火，口腔溃疡，带下量少色黄，饮食正常，小便正常，纳可，大便干，每日1次，舌质红，苔薄白，脉细数。$G_2P_1A_1$。头孢过敏史，2019年10月21日B超显示：经前子宫内膜厚9 mm。2019年10月28日性激素六项：卵泡刺激素为7.26 mIU/mL，黄体生成素为4.2 mIU/mL，泌乳素为4.9 ng/mL，睾酮为28.32 ng/dL，雌二醇为65 pg/mL，孕酮0.253 ng/mL，甲状腺功能三项正常。

中医诊断：月经量少。

中医辨证：阴虚内热。

治则：滋阴清热增液。嘱治疗期间避孕。

处方：黄柏12 g，知母12 g，生地黄15 g，生山药30 g，山茱萸

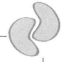

15 g，泽泻15 g， 牡丹皮15 g，茯苓15 g，玄参20 g，麦冬15 g， 丹参15 g， 炒白术10 g，鸡内金12 g，枳壳15 g，生大黄10 g。 10剂， 每日1剂，水煎服。

随后以上方加减，经前加入益母草活血通经，11月21日月经来潮，经量较前增加。以上法再治疗1个月。

2020年12月29日复诊：末次月经12月21日，行经6日，量明显增多，较治疗前增加1倍。现入夜口渴明显减轻，手足心热、口疮消失，大便干结消失、已正常，近期胃胀纳少，舌质红，苔薄白略腻，脉细。守上方加炒山楂15 g，炒麦芽15 g。6剂，巩固疗效。

【按】本案患者辨证为阴虚内热。阴虚内热，热灼阴液，阴液亏损，导致月经量少，以知柏地黄汤和增液汤加减以清内热、增阴液。内热消，阴津充足，则月经量增多。方中黄柏、知母清虚热。生地黄、生山药、山茱萸滋补肝肾之阴；泽泻、牡丹皮、茯苓泄热利湿，三补三泻，共滋肾阴。生地黄、玄参、麦冬养阴增液；丹参活血祛瘀；炒白术、鸡内金健脾消食；枳壳、生大黄泄热导滞，且生大黄兼有祛瘀之功效。诸药合用共奏滋阴清热增液之效。患者用药后，月经量较前明显增多。

案4：

王某某，女，25岁。2019年11月2日初诊。

主诉：月经量少2年。

病史：患者2年前孕50日因胚胎停止发育行人工流产术。术后月经量逐渐减少，经量约为正常时1/3，色暗。经宫腔镜检查发现宫腔粘连，行宫腔镜下宫腔粘连分离术。术后月经量少如前。1年前复查宫腔镜发现宫腔粘连复发，再次行宫腔粘连分离术，术后月经量稍增多。4个月前孕38日阴道出血量多，保胎无效再次行人工流产术。术后月经周期规律，经期2日，量少，约为正常时1/5，色暗黑，痛经明显，腰酸困。舌质暗、边有瘀点，舌下脉络明显，苔白，脉沉细涩。来诊时正值经前，腰酸、下腹隐痛不适。

西医诊断：宫腔粘连。

中医诊断：月经过少。

中医辨证：肾虚血瘀。

治则：首诊时月经将至，治以温经活血、破瘀通经。嘱治疗期间避孕。

处方：桃仁12 g，红花9 g，当归20 g，川芎12 g，青皮15 g，陈皮15 g，制香附15 g，土鳖虫10 g，烫水蛭6 g，三棱15 g，上肉桂15 g，吴茱萸6 g，小茴香15 g，益母草30 g，泽兰40 g，川牛膝20 g。取3剂，每日1剂，水煎服。

2019年11月11日二诊：服上药后月经来潮，经量较治疗前增多约2倍，排出较多血块，色较前变红，痛经明显减轻。经后在化瘀通经的基础上加用温肾解毒法。

处方：桂枝12 g，赤芍15 g，桃仁12 g，三棱20 g，莪术20 g，土鳖虫10 g，烫水蛭6 g，生薏苡仁30 g，蒲公英30 g，败酱草30 g，半枝莲15 g，鹿角霜12 g，菟丝子20 g，淫羊藿20 g，木香15 g，制香附15 g。6剂，每日1剂，水煎服。

继续上法加减治疗2个月，月经按期来潮，经量正常。

【按】本案病属月经过少。患者两次不良孕史，先天肾气不足，精血不充，冲任血海亏虚，加之人工流产术及宫腔粘连分离术，损伤胞脉和气血，血瘀气滞，冲任受阻，血行不畅，不通则痛，致痛经明显，月经过少。辨证属虚实夹杂肾虚血瘀，而肾虚与血瘀在本病的发展过程中又相互影响，肾虚可致血瘀，血瘀也可加重肾虚。在本病的治疗中，要注意不同阶段虚实的比例变化。患者首诊时为人工流产术后4个月，月经量少色暗，痛经明显，且正值经前，此时以血瘀实邪为主，瘀血阻滞胞脉不通。故治以温经活血、破瘀通经，以桃红四物汤加减治疗，方中加土鳖虫、烫水蛭等虫类药加大破瘀力度；并以青皮、陈皮、制香附、小茴香理气通经，使血随气行，瘀血随经血而下，故量增多色变红，腹痛大减。然而本病的治疗远非于此。患者先天肾气不足，精血亏乏为本，多次宫腔操作致瘀血、邪毒侵入胞宫，阻滞胞脉，更加重精血亏虚，虚实夹杂。故后期治疗时需兼顾月经周期阴阳消长的变化规律，在化瘀解毒的同时注重温肾填精，并根据虚实病机的轻重，注意扶正与祛邪的变化，使经血得充，瘀血得化，胞脉畅通，气血充足，任通冲盛，则身体强盛，进而胎固可安。

（四）月经量多

案1：

陈某，女，20岁。2020年3月19日初诊。

主诉：月经量多4年余。

病史：患者月经23～50日一行（以先期月经为主），量多，经期4～5日，色暗红，有血块。末次月经2020年3月16日。现月经来潮第4日，量同前。平素头晕，手足凉，带下量多，饮食正常，大便不成形。无性生活。血常规示：血红蛋白（HB）95 g/L。

中医诊断：月经量多。

中医辨证：脾肾两虚，冲任不固。

治则：补肾健脾，调摄冲任。

处方：党参15 g，炒白术20 g，生地黄8 g，熟地黄8 g，生山药30 g，山茱萸15 g，续断12 g，生白芍15 g，柴胡9 g，菟丝子15 g，炒黄柏10 g，旱莲草15 g，荆芥炭15 g，鸡内金12 g，炒扁豆30 g。8剂，每日1剂，水煎服。

2020年4月2日二诊：口不干，大便不成形，手足发凉。

处方1：上方改旱莲草为20 g，加仙鹤草30 g。12剂，每日1剂，继续服用。

处方2：党参15 g，炒白术15 g，山茱萸15 g，续断10 g，旱莲草20 g，生地黄15 g，荆芥炭15 g，仙鹤草20 g，生白芍10 g，鸡内金10 g，田三七末4 g（冲服）。月经量大时服用，3剂，每日1剂。

2020年4月28日四诊：末次月经4月18日，月经周期已正常，行经7日，量多好转，较治疗前少1/4，口不干，大便同前。二诊时"处方1"

改旱莲草为15 g，仙鹤草20 g。10剂，每日1剂。

以此法治疗1个月，月经周期规律，量已正常。

【按】月经量过多是妇科常见病，如果不及时治疗，易引发贫血、崩漏等病。月经量过多有虚有实，或虚实夹杂。本例患者20岁，属青春期女性，肾-天癸-冲任-胞宫生殖轴尚未完全发育成熟。肾气初盛而未成熟，易受内外因素的干扰，出现冲任不固。本案患者辨证为脾肾两虚，冲任不固，加之平素学习压力大，影响肝之疏泄功能，使肝气郁结，肝郁克脾，脾运化失常，水湿内生而大便不成形、带下量多。所以治疗本病必须大补肾脾之气，稍佐疏肝之品。方中党参、炒白术、生山药健脾益气；熟地黄、生地黄、山茱萸滋补肾阴；续断、菟丝子温补肾阳，加强肾之封藏；柴胡、生白芍疏肝柔肝；旱莲草滋补肝肾，凉血止血；荆芥炭引血归经；阴血亏虚，易生内热，加炒黄柏清虚热；炒扁豆祛湿止泻；鸡内金消食，在大量滋补药中使补而不滞。全方配伍，补肾健脾，调摄冲任。治疗此类月经量多，还要重视经期调摄止血，经期用药尤要注意补而不滞，以通为用，以通为补，防瘀血不去新血不安。所以在月经量大时给予益气健脾固肾治本的基础上，加活血止血的药物，方用党参、炒白术健脾益气；山茱萸、续断、生地黄滋补肾阴；生白芍柔肝；旱莲草、仙鹤草止血补虚；荆芥炭引血归经，理血止血；田三七末化瘀止血；鸡内金消食化瘀，使全方补而不滞。综观本案，证属虚证，平时健脾补肾，重在澄源固本。月经期间在益气健脾固肾的基础上，加活血止血的药物，分阶段治疗，收效满意。

案2：

孙某，女，48岁。2019年5月30日初诊。

主诉：月经量多2年。

病史：14岁月经初潮，平素月经26～27日一行，行经4～5日，量多，色鲜红，有血块。无痛经，腰酸，乳胀，乏力。末次月经5月22日，行经5日，月经量多同前。平素头晕，乏力，口干，食辛易热，腰膝酸软，饮食正常，大便干结 1～2日1次，小便正常，舌质红，少苔。脉

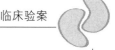

细。4月9日彩超示内膜厚8.6 mm，回声欠均匀，盆腔积液。

中医诊断：月经过多。

中医辨证：气阴两虚、冲任不固。

治则：健脾补肾固冲。嘱治疗期间禁妊娠。

处方：党参15 g，炒白术20 g，炒黄柏15 g，生地黄8 g，熟地黄8 g，生山药30 g，山茱萸15 g，续断12 g，生白芍15 g，鸡内金12 g，柴胡9 g，旱莲草15 g，女贞子15 g，荆芥炭15 g。5剂，每日1剂，水煎服。

2019年6月6日二诊：服上药胃部不适，大小便正常。守上方，改旱莲草20 g，加苏梗15 g，黄芪20 g。8剂，每日1剂，水煎服。

2019年6月15日三诊：食欲增加，腰膝酸软、口干、乏力减轻，精神体力增加。经前B超示子宫92 mm×48 mm×56 mm，内膜厚8 mm，回声欠均，右侧卵巢囊性回声21 mm×14 mm，宫颈肥厚。上方改炒黄柏为6 g，加仙鹤草20 g。6剂，每日1剂，水煎服。

2019年6月29日四诊：月经已来，量较前减少一半，自觉体力较前明显好转。继续三诊方加减巩固治疗。

【按】月经量多是指周期正常，月经量明显多于正常月经量的2倍以上。月经量多要注意辨别虚实，虚证、实证或虚实夹杂。纵观患者病症，当辨证为气阴两虚，冲任不固，治宜补肾健脾固冲。方中党参、炒白术健脾益气；生地黄、熟地黄、生山药、山茱萸滋补肾阴；炒黄柏清热坚阴；续断阴中求阳，加强肾之封藏；柴胡、生白芍疏肝柔肝；旱莲草、女贞子养阴止血；荆芥炭理血止血；鸡内金消食和胃。用药后患者精神体力明显好转，肾脾两虚得到纠正，月经量已正常。

案3：

石某，女，42岁。2019年4月13日初诊。

主诉：月经量多1年。

病史：患者近1年月经量多，周期28日左右，经期6~7日，月经量多，色深红，有小瘀血块，伴腰酸明显，有痛经尚可忍受，经前3日乳房胀痛明显。末次月经2019年3月18日，量质同前。平素压力大，心烦易

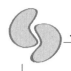

怒，口干明显，食用辛辣食物容易上火，并间断有潮热、汗出，饮食一般，二便可，舌质暗红，苔薄白，脉弱数。1个月前在外院行宫腔镜检查，未见明显异常。

中医诊断：月经过多。

中医辨证：肝旺肾虚、阴虚内热证。

治法：疏肝补肾，清热凉血，活血止血。嘱治疗期间禁妊娠。

处方：炒黄柏15 g，生地黄20 g，茜草炭30 g，田三七末6 g(冲服)，山茱萸15 g，续断12 g，党参15 g，炒白术15 g，生白芍15 g，柴胡9 g，蒲公英20 g，旱莲草24 g，地榆炭24 g，鸡内金12 g。4剂，经期第2日开始服用，每日1剂，水煎服。嘱治疗期间避孕。

2019年4月25日二诊：末次月经2019年4月16日，经期6日，量较诊前减少约1/4，腰酸、痛经明显减轻，血块减少。舌质暗红，舌苔薄白，脉弱偏数。

处方：炒黄柏10 g，生地黄20 g，生山药30 g，山茱萸15 g，续断12 g，生白芍15 g，钩藤15 g，柴胡9 g，旱莲草20 g，荆芥炭15 g，黄芩15 g，蒲公英30 g，炒白术15 g，鸡内金12 g。15剂，每日1剂，水煎服。另嘱经期第2日起继续服用首诊处方4剂。

2019年5月23日三诊：服药后月经来潮，经期6日，量较诊前减少约1/3，经前乳房胀痛及腰酸、痛经明显减轻，血块明显减少。舌质暗红，舌苔薄白，脉细数。继续以二诊处方调理，首诊处方经期服用。

治疗1个月，月经量已正常。

【按】月经过多，多由气虚、血热、血瘀等引起冲任不固，经血失于制约所致。本案患者为中年女性，肝肾阴血渐虚，加之平素生活压力大，致肝气郁结，日久化火伤阴，热扰冲任，迫血妄行，冲任不固。辨证为肝旺肾虚、阴虚内热。治宜疏肝补肾，清热凉血，活血止血。在自拟滋阴固冲汤的基础上加减。在治疗上分两个阶段：第一个阶段是平时疏肝补肾，清热凉血，纠正肝旺肾虚、阴虚内热的病理状态以治本；第二个阶段是经期加用田三七末、茜草炭、地榆炭等活血凉血止血，止而

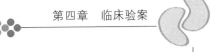

不瘀，收而不涩，确有疗效。

（五）月经后期

案1：

陈某，女，27岁。2017年10月19日初诊。

主诉：月经后期，60日一行。

病史：近期月经2个月一行，平素月经33日一行，行经5日，量少、较前经量减少1/3。末次月经2017年9月1日，行经5日，量少，工作压力大，心情烦闷，口干苦，易上火，脸色暗黄，痤疮，纳眠可，二便调，带下可。脉弦细，舌质偏红，苔薄白。

西医诊断：月经稀发。

中医诊断：月经后期。

中医辨证：肝气郁结，气血亏损。

治则：理气活血，益气养血。嘱治疗期间禁妊娠。

处方：桃仁12 g，红花9 g，当归15 g，川芎15 g，制香附15 g，柴胡12 g，三棱15 g，益母草40 g，续断12 g，炒栀子10 g，泽兰40 g，上肉桂12 g。9剂，每日1剂，水煎服。

2017年11月9日二诊：末次月经2017年10月28日，行经6日，量同前，心烦、口干苦较前好转，痤疮，舌质偏红，苔薄白，脉弦。

处方：柴胡12 g，当归15 g，炒白芍15 g，制香附15 g，川芎12 g，生地黄10 g，熟地黄10 g，黄芪30 g，党参15 g，炒白术15 g，鱼腥草30 g，白花蛇舌草30 g，茯苓15 g，桃仁12 g，红花9 g，木香15 g。6剂，每日1剂，水煎服。

2017年11月18日三诊：服药后无不适，心烦明显好转，口干苦消失，纳可，大便正常，脉略滑，舌质边有瘀斑，苔薄白，痤疮好转。二诊中药方加泽泻20 g，6剂，每日1剂，水煎服。

2017年11月25日四诊：正值经前，小腹胀，心烦消失，大便不成形，口干，痤疮进一步好转，舌质暗减轻，苔薄白。三诊方去黄芪，加益母草30 g，泽兰30 g，续断12 g。6剂，每日1剂，水煎服。

2017年12月7日五诊：末次月经12月1日，行经5日，量正常，无心烦，纳可，大便正常，口干好转，痤疮减轻，脉弦，舌质有瘀斑。继续守二诊方加减进行调治，月经按月规律来潮，痤疮及舌瘀斑均明显好转。

【按】患者以月经后期60日为主诉就诊，平素月经规律，近期因为工作压力大，心情烦闷，出现月经2个月一行，现已停经40余日，仍未来潮。根据患者病症，辨证为肝气郁结，气血亏损。肝郁气滞，气滞血瘀，影响气血运行则月经后期。肝郁日久，化火伤阴，则口干易上火。肝郁克脾，影响脾胃运化功能，则气血生成不足。脾运化失司，水湿内停，与瘀血互结，则发为痤疮。患者初诊正值经前，治宜疏肝理气、活血通经，月经来潮干净后，治宜疏肝理气、益气养血为主，活血、清热解毒为辅。二诊方中制香附、柴胡疏肝解郁；黄芪、党参、炒白术、茯苓、当归、炒白芍、川芎、熟地黄、生地黄益气养血；鱼腥草、白花蛇舌草清热解毒消痈；桃仁、红花活血通经；木香醒脾。全方疏肝理气、益气养血、活血通经、清热解毒。患者用药后心烦好转，痤疮及舌质瘀斑好转，继续调治，月经可按月来潮，心烦、痤疮消失。

案2：

丁某，女，22岁。2019年6月6日初诊。

主诉：停经2月余。

病史：患者平素月经后期居多，末次月经2019年3月22日，色暗红，有血块，伴有痛经、腰酸、乳房胀，平素怕冷，腰膝酸软，胃脘胀，食纳差，梦多。近期压力较大，大便每日1次，小便可，舌质淡红，苔薄白。彩超示子宫内膜厚7 mm，子宫肌壁回声均匀，子宫及双侧附件区未见明显异常。

西医诊断：月经稀发。

中医诊断：月经后期。

中医辨证：气血亏虚。

治则：益气养血，活血通经。嘱治疗期间禁妊娠。

处方：黄芪30 g，党参15 g，炒白术15 g，当归20 g，熟地黄15 g，川芎12 g，炒白芍15 g，制香附15 g，肉桂10 g，桃仁12 g，红花9 g，益母草30 g，泽兰30 g，木香15 g，苏梗15 g。6剂，每日1剂，水煎服。

2019年6月13日二诊：诉小腹胀，有下坠感，余无不适。

处方：桃仁12 g，红花9 g，当归15 g，川芎12 g，赤芍15 g，柴胡12 g，制香附15 g，肉桂12 g，益母草40 g，泽兰40 g，苏梗15 g。3剂，每日1剂，水煎服。

2019年6月27日三诊：末次月经2019年6月22日，量正常，有血块，痛经，胃胀，二便正常，舌质偏红，苔薄白。

处方：守初诊方，去益母草、泽兰、肉桂，加菟丝子20 g，淫羊藿20 g。嘱其连续服用中药调理。

2019年11月7日四诊：其间予初诊方为基础随症加减，现患者月经可自行来潮，服药期间分别于6月22日、8月7日、9月25日、10月30日月经来潮，行经6～7日，量正常。嘱其继服八珍益母丸益气养血、活血调经以巩固疗效。

【按】月经后期的主要发病机制为冲任气血失调，虚者多由于气血虚弱，肾气不足，冲任亏虚，源断其流；实者多因七情内伤或邪气阻隔冲任，经血不通。该患者平素多有胃胀、食纳差，乃素体脾胃虚弱之人。脾胃虚弱，气血化生不足，后天水谷之精不足以充养肾气，阳气不足则畏寒，加之近期压力较大，使肝气郁结，气血运行不畅。治宜益气养血，活血通经。方中黄芪、党参、炒白术健脾益气；当归、熟地黄、川芎、炒白芍养血；肉桂、菟丝子、淫羊藿温补肾阳；木香、苏梗理气和胃；制香附、桃仁、红花疏肝理气，活血调经。所用处方有健脾温肾、益气养血、理气活血调经之功。在冲任气血充盛之时加入益母草、泽兰因势利导、活血通经。待月经可正常来潮后，继服八珍益母丸益气养血、活血调经巩固疗效。

案3：

徐某，女，23岁。2019年5月9日初诊。

主诉：月经后期，3个月未潮。

病史：15岁初潮，平素月经2～4个月一行，行经6～7日，量中等，经色鲜红，偶有血块。经前心烦、面部痤疮，经净后好转。末次月经2019年1月28日，行经6～7日，量同前。平素压力大、心烦，眠差，畏热易上火，易口腔溃疡，手足心汗出，带下量正常，纳食正常，大、小便正常。舌质红、少苔，脉细数。2019年5月9日B超：子宫76 mm×36 mm×44 mm，肌壁回声均匀，子宫内膜厚10 mm，回声均匀。卵巢：左侧37 mm×20 mm，右侧34 mm×20 mm，未见明显异常回声。今查血HCG阴性，予地屈孕酮10 mg，1日2次，口服5日，停药3日，月经来潮，末次月经2019年5月18日，行经第6日，色暗红、量正常，腰酸，食凉易肚脐痛。月经第3日查：卵泡刺激素5.8 mIU/mL；黄体生成素8.2 mIU/mL；雌二醇42.6 pg/mL；孕酮1.03 ng/mL；睾酮38.15 ng/dL；泌乳素14.1 ng/mL；促甲状腺激素为1.85 μIU/mL；游离三碘甲状原氨酸为2.3 pg/mL；游离甲状腺素为1.16 ng/dL。

西医诊断：月经稀发。

中医诊断：月经后期。

中医辨证：阴虚血瘀。

治则：滋阴养血清热，理气活血通经。嘱治疗期间禁妊娠。

处方：盐黄柏12 g，知母15 g，生地黄15 g，生山药30 g，山茱萸15 g，泽泻15 g，茯苓15 g，柴胡12 g，当归15 g，炒白芍15 g，制香附10 g，川芎12 g，桃仁12 g，红花9 g，黄芪30 g，炒白术20 g，木香15 g。12剂，每日1剂，水煎服。

2019年6月6日复诊：服上药平稳，心烦、口腔溃疡消失，手足心汗出明显好转，口不干。脉细，舌质偏红，苔薄白，守初诊方改盐黄柏10 g，知母10 g，经前3日加益母草30 g。取12剂，每日1剂，水煎服。

2019年6月22日复诊：末次月经2019年6月15日，量正常，色暗红，无血块，继续应用6月6日方加减治疗1个月经周期，月经已能规律来潮。

【按】治疗本病，首当明确其病因，患者子宫卵巢未见明显异常，内分泌检查正常。纵观病史，患者压力大、心烦、睡眠差、手足心汗出，容易发生口腔溃疡等症状，可知患者属阴血亏虚，阴虚内热，肝气郁结证。阴血亏虚，气滞血瘀，冲任不能按时满溢，则月经后期。治宜滋阴养血清热，理气活血通经。以知柏地黄汤和逍遥散加减治疗。方中生地黄、生山药、山茱萸滋补肝肾之阴；泽泻、茯苓健脾利湿；盐黄柏、知母清虚热；柴胡、制香附、当归、炒白芍疏肝养血柔肝；川芎、桃仁、红花活血通经；黄芪、炒白术健脾益气；木香理脾胃之气。全方配伍得当，用药后口腔溃疡消失，手足心汗出减轻。连续服药调治，于经前注意通经药物的应用，加入适量的益母草，促进月经来潮。调治后月经已经按月来潮，诸症消失。

（六）经间期出血

薛某，女，28岁。2018年6月21日初诊。

主诉：排卵期出血1年余。

病史：1年前因工作压力大出现排卵期出血2～3日，可自行停止，月经30～39日一行，行经5～7日，量正常。末次月经2018年6月14日，行经7日，量正常，经前乳房胀痛，白带正常，心烦，口干，腰痛，多梦，食辛易热，舌质红，苔薄白，脉弦。月经第3日：卵泡刺激素为5.75 mIU/mL，黄体生成素为5.17 mIU/mL，雌二醇为39 pg/mL，孕酮为0.50 ng/mL，泌乳素为11.23 ng/mL，睾酮为0.54 ng/dL。

西医诊断：排卵期出血。

中医诊断：经间期出血。

中医辨证：肝旺肾虚，冲任不固。

治则：疏肝补肾，活血止血，凉血固冲。嘱治疗期间避孕。

处方：柴胡9 g，生白芍15 g，田三七末6 g（冲服），茜草炭24 g，蒲公英30 g，炒黄柏15 g，生地黄15 g，山茱萸15 g，续断12 g，旱莲草30 g，荆芥炭15 g，炒白术15 g，鸡内金12 g。7剂，从月经来潮第10日开始，每日1剂，水煎服。

2018年6月30日二诊：未发生经间期出血。口干，心烦症状消失。

2018年7月14日三诊：末次月经2018年7月10日，现月经第4日，量正常，有血块，纳可，大便正常。守初诊方，7剂，从月经来潮第10日开始服用，每日1剂，水煎服。

2018年8月4日，未发生排卵期出血。经前阴超示子宫内膜厚11.8 mm。

【按】月经周期基本正常，在两次月经之间氤氲之时，发生周期性出血者，称为"经间期出血"。相当西医学排卵期出血。中医认为，月经中期又称氤氲期，是冲任阴精充实，阳气渐长，阴精充盛至极，由阴转阳的生理阶段。氤氲之时，阳气内动，若肾阴亏虚，阴虚内热，热迫血行，或肝气偏旺，气郁血滞，血不归经，或素有湿热内蕴，阴阳转化不利，则发经间期出血。本案患者平素压力较大，经前乳房胀痛、心烦、口干、腰痛、多梦，可知患者肝旺肾虚，开大于合，加之兼有血瘀湿热，使阴阳转化不利。给予疏肝补肾、活血止血、凉血固冲法，以自拟滋阴活血固冲汤加减，方中柴胡、生白芍疏肝柔肝，抑制肝开之太过；生地黄、山茱萸滋补肾阴；炒黄柏清虚热；伍以续断取其阳中求阴，加强肾之封藏；旱莲草养阴凉血止血；荆芥炭引血归经，理血止血；田三七末、茜草炭活血止血；蒲公英清热解毒消痈；又以炒白术、鸡内金健脾和胃，防诸药滋腻。全方共奏疏肝补肾、活血止血、凉血固冲之功。注重用药的时间，于月经来潮第10日开始服用药。二诊时患者诉未发生经间期出血，连续调治两个月，均未发生经间期出血。后电话随访，排卵期出血已愈。

（七）行经时间延长

案1：

杜某，女，32岁。2018年8月2日初诊。

主诉：经期延长伴月经量少3个月。

病史：平时月经规律，末次月经2018年7月5日，近3个月经期延长，十余日干净，伴经量少，色暗红，经期经前腰酸、困乏。平时口干、口苦，食辛辣上火，纳眠可，舌质淡，苔薄白，脉沉细。$G_1P_1A_0$。妇检：

宫颈光滑，子宫常大，无压痛，子宫附件区无压痛。性激素六项示：卵泡刺激素为4.83 mIU/mL，黄体生成素为6.3 mIU/mL，雌二醇为41 pg/mL，孕酮为2.7 ng/mL，睾酮为28 ng/dL，泌乳素为10.7 ng/mL。彩超示：子宫附件未见明显异常。

西医诊断：异常子宫出血。

中医诊断：经期延长。

中医辨证：脾肾两虚，瘀血内停。

治则：滋肾健脾，化瘀止血。嘱治疗期间禁妊娠。

处方1：桃仁12 g，红花9 g，当归15 g，川芎12 g，赤芍15 g，制香附15 g，上肉桂12 g，吴茱萸9 g，土鳖虫10 g，烫水蛭6 g，川牛膝15 g，泽兰40 g，益母草20 g。3剂，每日1剂，月经来潮第1日开始服用，水煎服。

处方2：炒蒲黄12 g，茜草炭24 g，三七6 g(冲服)，生地黄10 g，熟地黄10 g，山茱萸15 g，续断12 g，旱莲草30 g，仙鹤草30 g，炒白术15 g，鸡内金9 g，蒲公英20 g。5剂，每日1剂，月经来潮第5日开始服用，水煎服。

2018年8月16日二诊：末次月经8月5日，经行6日，经量正常，现小腹痛，白带正常，心烦，腰痛，舌质淡，苔薄白，脉沉细。

处方3：黄芪20 g，党参15 g，炒白术15 g，熟地黄20 g，生山药30 g，枸杞子20 g，柴胡9 g，制香附10 g，川芎12 g，当归15 g，菟丝子20 g，仙鹤草20 g，续断12 g，鸡内金9 g。10剂，每日1剂，水煎服。

2018年9月1日三诊：正值经前，继续按处方1服用。

2018年9月14日四诊：末次月经9月5日，经行7日，经量正常。无腹痛，带下正常，心烦及腰痛明显减轻，舌质淡，苔薄白，脉沉细。服归脾丸巩固治疗。

【按】行经时间延长，多与瘀血内停胞宫有关，本例病案治疗分三个阶段，第一阶段于经前理气活血，温经散寒，破瘀通经为主要治则，以清胞宫之瘀血，待瘀血得下。第二阶段于行经期中后期化瘀止血以收功。第三阶段于经后以健脾补肾、疏肝理气为主要治则。方中黄芪、党参、炒白术益气健脾；熟地黄、川芎、当归养血活血；生山药、枸杞子、菟丝子、续断滋补肝肾；柴胡、制香附疏肝理气；仙鹤草收敛固涩，引血归经；鸡内金消食使补而不滞。诸药相合，使脾胃健旺，肾精充盛，气血精化生充足，肝气调达，气血畅通则月经正常。

案2：

常某，女，33岁。2020年5月9日初诊。

主诉：经前阴道出血14日，已有3个月。

病史：3个月前因生气后出现经前阴道出血14日，无小腹痛等不适，平素月经30日一行，7日干净，量多，色暗红有血块。末次月经2020年4月24日，症见心烦，口干苦，畏寒，怕热，易上火，腰膝酸软，头晕乏力，带下量正常色黄，纳差，大小便正常，睡眠差，失眠。舌质红，苔薄黄，脉弦细。$G_2P_1A_1$。2014年剖宫产分娩一女活婴。2019年孕27周，因胎膜早破保胎失败行引产术。2019年行宫颈息肉摘除术。

西医诊断：异常子宫出血。

中医诊断：经期延长。

中医辨证：肝旺肾虚。

治则：疏肝补肾，固冲止血。嘱治疗期间禁妊娠。

处方：柴胡9 g，生白芍12 g，川楝子10 g，钩藤15 g，炒黄柏15 g，生地黄20 g，生山药30 g，山茱萸15 g，续断12 g，炒酸枣仁20 g，旱莲草20 g，地榆炭30 g，荆芥炭15 g，炒白术15 g，田三七末4 g（冲服），蒲公英30 g，败酱草30 g，鸡内金12 g。6剂，每日1剂，水煎服。

2020年5月16日二诊：服上药，白带少许血丝，阴道无出血，胃部不适。大便不成形，每日2次。心烦明显减轻，已能入睡，带下色黄。舌质红，苔薄白，脉弦。5月16日彩超示：子宫67 mm×36 mm×52 mm，内膜厚8 mm，回声不均，左侧卵巢15 mm×15 m m不均质的低回声，盆腔积液。上方改田三七末3 g（冲服），地榆炭20 g。6剂，每日1剂，水煎服，服至经前2～3日停药。另少腹逐瘀颗粒（一盒），每次1.6 g，每日3次，口服，经期服用3日。

2020年7月4日复诊：末次月经6月24日，行经6日，量同前，纳可，心烦消失，夜寐好，本月未发生经前阴道出血。

【按】本案西医诊断为异常子宫出血。西医认为异常子宫出血病因病机之一是由于机体受内部和外界各种因素影响，如精神紧张、营养不良、代谢紊乱、环境气候等，引起下丘脑-垂体-卵巢轴调节异常而导致的月经失调。中医则将其归之为行经时间延长，多责之于虚热瘀等。肝主疏泄主开，肾主封藏主合，肝肾功能正常，开合有度，阴阳转化正常，则月经按时来潮规律闭止。若肝失疏泄，肾失封藏，肝肾开合不利，或瘀血、湿热内阻，阴阳转化不利，则表现为月经失调。本案患者因生气后出现经前漏红，且平时表现为口干、口苦、心烦、腰膝酸软、头晕乏力等肝气偏旺，肾气亏损之症，辨证为肝旺肾虚。治疗本病，当以调肝补肾、固冲止血为主，还要把握用药时机，即在下次出血前用药。给予柴胡、生白芍、川楝子、钩藤疏肝柔肝、泻肝平肝，使肝开之不过；生地黄、生山药、山茱萸滋补肝肾之阴；炒黄柏清虚热；配续断补肾，以加强肾之封藏；旱莲草、地榆炭、荆芥炭止血固冲任；阴虚日久多有瘀热，选用蒲公英、败酱草清热解毒；田三七末化瘀止血；炒酸枣仁安神助眠；炒白术、鸡内金健脾消食。用药后心烦明显缓解，无阴道出血发生。重视经期用药，患者平素肝气偏旺，气机郁滞，气滞血瘀，且患者曾有引产史，可见胞宫之内多有瘀血，当清除胞宫之邪，故在经期给予少腹逐瘀颗粒，温经散寒逐瘀，用药后，患者月经前淋漓出血未再发生。

案3：

戴某，女，46岁。2020年3月19日初诊。

主诉：行经时间延长2年。

病史：平素月经30日一行，经期9～12日，经量多，月经来潮第1至第4日正常，第5至第12日淋漓，色暗红，有血块，腰酸，乳房胀，心烦。末次月经2020年3月11日，现经期第9日，阴道淋漓出血，平时头晕乏力、口干、心烦、怕热、腰膝酸软，带下量正常，饮食量少，易胃胀，小便正常，大便黏、每日1次、不成形，睡眠正常，偶有阵发性烘热，舌质淡红，苔白腻，脉弱。$G_3P_1A_2$，2000年剖娩1次，2002年、2009年各行人工流产1次，2005年行阑尾炎手术，2018年8月行子宫内膜息肉摘除术。3月18日查常规示：Hb：109 g/L。彩超示：子宫56 mm×50 mm×41 mm，内膜厚6 mm；卵巢：左侧27 mm×16 mm，右侧24 mm×15 mm。

西医诊断：异常子宫出血。

中医诊断：经期延长。

中医辨证：肾虚血瘀。

治则：健脾补肾，活血解毒，止血固冲。嘱治疗期间禁妊娠。

处方：田三七末6 g（冲服），茜草炭15 g，黄芪20 g，炒白术20 g，山茱萸15 g，续断12 g，蒲公英20 g，败酱草20 g，旱莲草20 g，地榆炭30 g，苏梗15 g，鸡内金12 g。5剂，每日1剂，水煎服。

2020年3月26日二诊：现无阴道出血，大便通畅，手心发热。

处方：黄芪30 g，党参15 g，炒白术15 g，茯苓15 g，生地黄8 g，熟地黄8 g，当归15 g，川芎12 g，炒白芍15 g，制香附15 g，冬瓜仁30 g，生薏苡仁30 g，桃仁12 g，蒲公英30 g，木香15 g。5剂，每日1剂，水煎服。

2020年4月2日：服上药平稳，方1：二诊方加红花9 g。6剂，每日1剂。方2：守初诊方，6剂，每日1剂，月经来潮第4日开始服用。用药后，患者月经7日干净，头晕、乏力等不适明显好转。

【按】该案例患者有子宫内膜息肉病史，可知胞宫有瘀血内留。现诊断为经期延长，为肾虚血瘀证。肾虚则封藏乏力，血瘀则经血运行不畅，致月经淋漓不净。患者现已月经来潮第9日，此月经收尾之时，当以健脾补肾，活血解毒，止血固冲为主，给予黄芪、炒白术、山茱萸、续断健脾补肾；蒲公英、败酱草清热解毒消痈，清解胞宫瘀毒；田三七末、茜草炭活血止血；旱莲草、地榆炭养阴凉血、止血固冲；苏梗、鸡内金理气和胃。用药后，患者阴道出血停止。治疗本病还要注重平时的治疗，患者平素头晕乏力、饮食量少、易胃胀等，乃素体脾胃虚弱、气血不足之人，当以益气养血为主，选用八珍汤加黄芪益气养血；因患者曾有子宫息肉病史，加入制香附、桃仁理气活血祛瘀；脾胃虚弱，易生湿浊，加入冬瓜仁、生薏苡仁祛湿化浊；蒲公英清热解毒；木香理脾胃之气 。全方配伍，益气养血，理气活血，祛湿化浊。以上法治疗，月经来潮正常。

（八）崩漏

案1：

马某，女，47岁。2019年5月30日初诊。

主诉：阴道出血淋漓不断3个月余。

病史：患者因阴道出血量大3次住院治疗。行子宫内膜诊刮，未见明显异常病变，彩超提示内膜不厚。5月15日因阴道出血住院至今阴道仍有出血，量适中。平素心烦，口干，胃脘胀，每日大便1～2次，腰酸困。舌质红，苔黄腻，脉小弦。

西医诊断：异常子宫出血。

中医诊断：崩漏。

中医辨证：肝旺肾虚。

治则：滋阴清热，清肝平肝，活血解毒，固摄冲任。嘱治疗期间禁妊娠。

处方：炒黄柏12 g，炒山药30 g，山茱萸15 g，枸杞子15 g，黄芩炭15 g，续断12 g，生白芍15 g，川楝子9 g，钩藤 15 g，旱莲草30 g，田三七末6 g（冲服），地榆炭30 g，荆芥炭15 g，炒白术20 g，苏梗15 g，蒲公英20 g，败酱草20 g，鸡内金12 g。6剂，每日1剂，水煎服。

2019年6月6日二诊：阴道出血停止，心烦、口干减轻，胃脘胀已缓解。继续给予中药，上方改田三七末4 g（冲服），去钩藤、枸杞子，加生地黄10 g。6剂，每日1剂，水煎服。

2019年6月13日三诊：阴道出血未发，心烦、口干、胃脘胀消失。告知患者定期复查，上方去田三七末。6剂，每日1剂，水煎服。

2019年6月20日四诊：阴道出血未发，胃胀消失。继服上方巩固治疗6剂，每日1剂，水煎服。

随访5个月，患者未再出现阴道出血，已能正常生活。

【按】本案围绝经期患者多次因阴道出血量大而住院治疗，疗效欠佳。西医诊断为异常子宫出血，首先要排除患者子宫内膜病变，已进行子宫内膜诊刮，未见明显异常病变，且患者彩超提示内膜不厚。本次发生阴道出血后已住院治疗半个月余，但仍有阴道出血，遂求治于中医。辨证为肝旺肾虚。肝主疏泄主开，肾主闭藏主合，肾阴亏损，阴虚内热，封藏无力。肾水不足，水不涵木，肝气偏亢。肝肾开合失常，开大于合，则月经淋漓不止。治宜滋阴清热，清肝平肝，活血解毒，固摄冲任。方以炒山药、山茱萸、枸杞子滋补肾阴；炒黄柏、黄芩炭清肾中虚热；续断补肾气，加强肾之封藏；生白芍、川楝子、钩藤柔肝、清肝、平肝；地榆炭凉血止血；荆芥炭理血止血；旱莲草养阴止血；肝脾不和，阴虚内热，加之出血日久，易生湿热血瘀，故用田三七末活血止血，蒲公英、败酱草清湿热之毒；炒白术、鸡内金、苏梗健脾和胃。方药配伍，调肝肾开合，清瘀血湿毒，使肝肾开合有度，并兼顾患者脾胃功能。用药后，阴道出血停止，未再复发。

案2：

郭某，女，49岁。2019年12月12日初诊。

主诉：月经淋漓不净20余日，伴量少。

病史：患者近4个月来月经不规律，阴道出血淋漓不净，此次就诊前12日在当地行清宫术，现小腹痛，腰部酸困，血止后又出现阴道少量出血。平素头晕，乏力，口干，心烦，怕冷，饮食正常，睡眠一般，大、小便正常。舌质红，苔白腻，脉小弦。$G_2P_2A_0$，顺产2次。2019年11月30日于当地医院行子宫内膜诊刮后病理示：子宫内膜单纯性增生。2019年12月9日于当地医院检查，液基薄层细胞检测（TCT）示：未见上皮病变和恶性瘤细胞。人乳头状瘤病毒（HPV）分型均示阴性。

西医诊断：异常子宫出血。

中医诊断：崩漏病。

中医辨证：阴虚湿毒血瘀。

治则：养阴活血，清热解毒固冲。

处方1：田三七末6 g（冲服），茜草炭20 g，当归10 g，川芎10 g，制香附15 g，延胡索15 g，制乳香6 g，制没药6 g，生薏苡仁30 g，蒲公英30 g，败酱草30 g，桃仁6 g，赤芍10 g，鸡内金12 g，黄芪20 g。6剂，每日1剂，水煎服。

处方2：妇炎康复片，每次5片，每日2次，口服。

2019年12月19日二诊：小腹疼痛消失，口干，无阴道出血，大便正常，白带量少，饮食正常。

处方：炒黄柏15 g，黄芩15 g，生地黄20 g，生山药30 g，山茱萸15 g，续断12 g，田三七末3 g（冲服），生白芍15 g，川楝子9 g，旱莲草20 g，荆芥炭15 g，炒白术15 g，鸡内金12 g。6剂，每日1剂，水煎服。

后以上方加减，继续中药调治，崩漏未复发。

【按】患者系七七天癸将竭之年，肾精衰竭，阴虚内热，热迫血行，冲任不固，不能制约经血，初诊时为行清宫术后12日，小腹疼痛，阴道少量出血，乃阴虚湿毒血瘀之证，故首方给予田三七末、茜草炭活血止血；桃仁、赤芍、当归、川芎、制香附、延胡索、制乳香、制没药活血化瘀，行气止痛；又加蒲公英、败酱草、生薏苡仁清热解毒。二诊：患者阴道出血止，下腹部及腰痛消失。继之澄源止血并用，给予滋阴清热，固摄冲任之品，以生地黄、生山药、山茱萸滋补肾阴；炒黄柏、黄芩清虚热；伍以续断取其阳中求阴，加强肾之封藏；以生白芍、川楝子柔肝清肝；旱莲草补肝肾阴、凉血止血，荆芥炭引血归经、理血止血，二药合用固摄冲任；又以炒白术、鸡内金健脾和胃，防诸药滋腻，且鸡内金又能化瘀，防止血留瘀之弊。全方共奏滋阴补肾、清热凉血、固摄冲任之功。使冲任得固，崩漏病除。

案3：

于某，女，39岁。2012年9月6日初诊。

主诉：月经淋漓不断1个月余。

病史：患者平素月经规律，从2012年8月1日月经淋漓至今，伴心烦，口干，腰酸困，二便可。舌质偏红，苔薄黄，脉弦细。

西医诊断：异常子宫出血。

中医诊断：崩漏。

中医辨证：肝旺肾虚，冲任不固。

治则：疏肝补肾，固摄冲任。嘱治疗期间禁妊娠。

处方：柴胡10 g，生白芍15 g，川楝子10 g，钩藤15 g，生地黄20 g，生山药30 g，山茱萸15 g，续断12 g，墨旱莲 30 g，荆芥炭 15 g，地榆炭30 g，田三七末6 g(冲服)，蒲公英20 g，败酱草20 g，炒白术10 g，鸡内金9 g。7剂，每日1剂，水煎服。嘱其若出血量多，及时就诊。

2012年9月13日二诊：服上药 5 剂后血止，于昨日又出血，量较多，伴小腹疼，便溏，心烦好转，舌质红，苔薄白，脉弦。在上方的基础上，去柴胡、钩藤，加大健脾、活血止血的力度 。

处方： 炒黄柏15 g，生地黄20 g，生山药30 g，山茱萸15 g，川续断12 g，生白芍15 g，川楝子15 g，墨旱莲30 g，荆芥炭15 g，三七粉6 g（冲服），蒲公英30 g，地榆炭30 g，茜草炭20 g，炒白术15 g，鸡内金12 g。7剂，每日1剂，水煎服。

2012年9月20日三诊：诉服上药3 剂后血止，现稍感乏力，头晕，腰膝酸软，舌质红，苔薄黄。治以滋肾养血柔肝。

处方： 生地黄20 g，生山药30 g，山茱萸15 g，川续断12 g，生白芍15 g，钩藤15 g，墨旱莲15 g，桑叶12 g，鸡内金9 g，炒白术12 g。7剂，每日1剂。

2012年10月6日四诊：月经10月1 日来潮，持续5日干净，量中等，无腹痛，纳眠可，二便调，稍感乏力。守上方去钩藤、桑叶，加太子参15 g，枸杞子15 g。继服7剂。后随访，月经正常。

【按】本患者症见月经淋漓不断，心烦，舌质偏红，苔薄黄，脉弦细。诊断为崩漏，辨证为肝旺肾虚，冲任不固。治疗以疏肝补肾，固摄冲任为治则，并谨遵固、调、补之原则。初诊用柴胡、生白芍疏肝柔肝；川楝子清肝；钩藤平肝；生地黄、生山药、山茱萸、续断、墨旱莲补肝肾、固冲任；败酱草、蒲公英清热解毒；田三七末活血止血；荆芥炭理血止血、引血归经；地榆炭凉血止血；炒白术、鸡内金健脾消食。二诊患者心烦好转兼有脾虚之症，原方去柴胡、钩藤，加大炒白术、鸡内金之量以健脾消食，加炒黄柏、茜草炭以清虚热化瘀止血。三诊患者，血止，治以澄源固本，滋肾补肾、养血柔肝为主，辅以健脾养血。四诊患者，月经如期来潮，且经量正常，原方去钩藤、桑叶，加太子参、枸杞子补气健脾，调补肝肾以巩固疗效。总体以固肾、调肝、补脾三法相互贯穿，标本兼治。

案4：

初某，女，52岁。2020年4月23日初诊。

主诉：发现子宫肌瘤7年余。

病史：患者现阴道淋漓出血一个月余。2013年发现子宫肌瘤，服中成药控制，近3个月月经半月来潮1次，经期10日净，量少、色略红、无血块，无痛经。末次月经2020年3月20日至今未净、量少，乏力，口苦，心烦，饮食正常，大小便正常，带下量少，睡眠正常。$G_2P_1A_1$，1991年顺娩1次。2020年4月23日彩超示：子宫138 mm×70 mm×97 mm，内膜前移，厚7 mm，宫壁可见55 mm×50 mm低回声。西医建议手术切除子宫。

西医诊断：①围绝经期异常子宫出血；②子宫肌瘤。

中医诊断：①崩漏；②癥瘕。

中医辨证：阴虚内热血瘀。

治则：滋阴清热，活血消癥，调摄冲任。

处方1：田三七末4 g（冲服），炒黄柏10 g，生地黄15 g，山茱萸15 g，续断12 g，蒲公英20 g，败酱草20 g，旱莲草20 g，地榆炭20 g，荆芥炭15 g，鸡内金12 g，炒白术15 g。4剂，每日1剂，水煎服。

处方2：消癥胶囊，每次5粒，每日3次，口服。

2020年5月30日二诊：末次月经5月14日，行经7日，经量大（第3日、第4日）。轻度痛经，素日心烦，纳可，大便正常。继续服用消癥胶囊和中药。

处方：柴胡12 g，当归15 g，生白芍15 g，茯苓15 g，炒白术15 g，山茱萸15 g，续断12 g，旱莲草15 g，女贞子15 g，鸡内金12 g。6剂，每日1剂，水煎服。

2020年8月1日复诊：继续服用消癥胶囊，上方随症加减，间断服用。月经未潮，出现潮热，无白带。守上方改旱莲草10 g，女贞子10 g，加黄芪20 g。10剂，两日1剂，水煎服。

2020年8月29日复诊：彩超示：子宫97 mm×75 mm×85 mm，体积增大，内膜显示不清。子宫肌瘤多个低回声，较大的46 mm×31 mm，边缘欠光滑。子宫及肌瘤均较前缩小。月经未潮，出现潮热，无白带。

【按】本案患者已52岁，处于绝经前后，阴血亏虚，虚热内生，热迫血行，加之患者平素肝气偏旺，气滞血瘀，瘀血阻滞胞宫，导致血不归经，出现月经淋漓出血不止。所以本病治疗的重点，先以澄源止血为主，给予滋阴清热、活血消癥、调摄冲任之法。方中生地黄、山茱萸养肾阴；续断阳中求阴，加强肾之封藏；炒黄柏清虚热；旱莲草养阴止血；荆芥炭理血止血；地榆炭凉血止血；田三七末化瘀止血；蒲公英、败酱草清热解毒；鸡内金、炒白术健脾消食。同时给予消癥胶囊化瘀消癥。用药后血止。血止后，当澄源固本。若要防止患者再次出血，须改善患者阴虚内热、气滞血瘀的状况。方以柴胡、当归、生白芍疏肝养肝；茯苓、炒白术健脾益气；山茱萸、旱莲草、女贞子、续断滋补肝肾之阴；鸡内金消食化积。配伍消癥胶囊。用药后，患者子宫肌瘤明显缩小，未再出现阴道淋漓出血，阴血亏损、肝气郁结症状也明显改善。

案5：

王某，女，42岁。2020年5月21日初诊。

主诉：阴道不规则出血20日。

病史：患者平素月经28～30日一行，经期4～5日，量中等，色暗红，无血块，腰酸，心烦，末次月经2020年4月20日，出血量多6～7日，有血块，干净8日后又出血至今，伴腰痛。5月15日病理报告：子宫内膜炎。平时口干、口苦、盗汗、乏力、腰膝酸软，带下量正常。饮食、大小便、睡眠正常。$G_2P_1A_1$。彩超示：子宫内膜厚9 mm，回声不均匀，子宫前壁见一低回声约30 mm×25 mm，边界尚清。

西医诊断：异常子宫出血。

中医诊断：崩漏。

中医辨证：阴虚内热兼湿热瘀。

治则：清热解毒活血，滋阴清热固冲。嘱治疗期间禁妊娠。

处方：田三七末3 g（冲服），蒲公英30 g，败酱草30 g，炒黄柏15 g，生地黄15 g，生山药30 g，山茱萸12 g，旱莲草15 g，半枝莲15 g，鸡内金12 g，炒白术15 g，生白芍15 g，川楝子10 g。6剂，每日1剂，水煎服。

2020年5月30二诊：阴道出血停止，盗汗、口苦消失，后半期服用地屈孕酮10日。

处方：桃仁10 g，赤芍15 g，生薏苡仁30 g，蒲公英30 g，败酱草30 g，半枝莲15 g，田三七末3 g（冲服），旱莲草15 g，荆芥炭15 g，生地黄15 g，山茱萸15 g，炒白术15 g，鸡内金12 g，白花蛇舌草20 g。取6剂，每日1剂，水煎服。

以上法随症加减，又治疗1个月，月经已规律。

【按】根据患者口干、口苦、乏力、腰酸、子宫肌瘤、子宫内膜炎等判断，本案患者乃阴虚内热兼湿热瘀。首当止血，治以清热解毒、活血、滋阴固冲。方以生地黄、生山药、山茱萸滋补肾阴；炒黄柏清虚热；肾阴亏损，多致肝阴不足，肝气偏亢，故以生白芍、川楝子柔肝清肝；蒲公英、败酱草、半枝莲清热解毒；田三七末化瘀止血；炒白术、鸡内金健脾和胃。用药后患者出血停止，口苦消失。继以澄源固本，本病之源在于胞宫瘀血湿热，须予以清之，否则恐再有出血之患。调方以桃仁、赤芍活血化瘀；生薏苡仁、蒲公英、败酱草、半枝莲、白花蛇舌草清热解毒；生地黄、山茱萸滋补肾阴；田三七末活血止血；旱莲草滋阴凉血止血；荆芥炭引血归经、理血止血；炒白术、鸡内金健脾和胃。并嘱患者放松心情，规律作息，忌辛辣之品。治疗后，月经已规律。

案6：

王某某，女，17岁。2019年5月11日初诊。

主诉：月经频发3个月。

病史：患者因减肥节食加剧烈运动后出现月经频发，14～15日一行，经期7日，量中等、色鲜红、无血块，腰酸，带下正常，纳食少，不吃米面，口干，食辛易热，大小便正常，夜寐尚可。末次月经4月27日。

西医诊断：青春期功血。

中医诊断：崩漏。

中医辨证：阴虚内热。

治则：补肾健脾，滋阴清热，固摄冲任。嘱患者禁止节食，减少运动。

处方：炒黄柏15 g，生地黄20 g，山药30 g，山茱萸15 g，续断12 g，女贞子15 g，旱莲草20 g，荆芥炭15 g，仙鹤草20 g，党参15 g，炒白术15 g，鸡内金9 g，菟丝子15 g，生白芍15 g。6剂，每日1剂，水煎服。

2019年5月17日二诊：无阴道出血，自觉口干，纳食正常。上方改仙鹤草30 g，旱莲草30 g；加地榆炭30 g，麦冬15 g；去女贞子。6剂，每日1剂，水煎服。

2019年5月24日三诊：月经未潮，服药平稳，大便正常。告知患者，停药观察，月经干净后来诊。

2019年6月11日四诊：末次月经5月28日，行经6日，量正常。给予初诊方加麦冬15 g。6剂，每日1剂，水煎服。以上方随症加减，继续治疗1个月。月经已正常。

【按】青春期功血病本在肾，病位在冲任、胞宫，表现为胞宫藏泻失常。其发生是由于肾-天癸-冲任-胞宫生殖轴功能尚未成熟，在内外因素作用下，易使肾气虚损，封藏失职，冲任不固，而发为功血。本例患者先天肾气未充，节食影响后天气血化生，后天乏源，不能充养先天之精。加之剧烈运动，伤津耗气，进一步损伤肾精。肾精不足，虚热扰动胞宫，冲任不固则月经频发。故以补肾健脾，固摄冲任为主要治法。方中以生地黄、山药、山茱萸、女贞子滋阴补肾；炒黄柏清虚热；伍以续断、菟丝子，取其阳中求阴，加强肾之封藏；党参、炒白术健脾益气；生白芍柔肝；旱莲草养阴止血；荆芥炭理血止血；仙鹤草收敛止血；鸡内金消食又兼化瘀。全方共奏补肾健脾、滋阴清热、固摄冲任之功。月经频发多则之于肝肾开合失常，但青春期少女的异常出血，多与肾气不足有关，所以方中尤其注重培补肾阴肾气，党参、炒白术健脾益气，补后天以充先天，仅以一味生白芍柔肝敛肝。用药后月经恢复正常。

（九）闭经

案1：

贺某，女，20岁。2019年1月19日初诊。

主诉：月经紊乱2年，现停经3个月。

病史：患者月经30～35日一行，5～7日干净，近2年月经紊乱，50～60日一行，月经量少，色深暗，现已停经3个月。末次月经2018年10月23日。平素纳可，二便正常，眠差，多梦，白带正常，无潮热，脉弦细，舌质淡红，有齿痕，苔薄白。无性生活。

西医诊断：闭经。

中医诊断：闭经。

中医辨证：气血两虚、肾气不足。

治则：益气养血、温肾填精、理气活血通经。

处方1：地屈孕酮10 mg，每日2次，口服5日。月经来潮第2~3日，嘱查性激素6项、甲功3项，并进行B超检查，了解子宫、卵巢、内膜情况。

2019年2月14日二诊：末次月经2019年1月27日，行经5～6日，量同前。现畏寒，情绪低落，多梦，纳可，二便正常，脉细滑，苔薄白。2019年2月10日B超示：内膜厚11 mm，双侧卵巢多囊样改变。月经第3日：卵泡刺激素为11.8 mIU/mL，黄体生成素为3.9 mIU/mL，雌二醇＜25 pg/mL，孕酮为0.31 ng/mL，睾酮为31.66 ng/dL，泌乳素为15.0 ng/mL，促甲状腺激素为5.45 μIU/mL，游离三碘甲状原氨酸为2.53 pg/mL，游离甲状腺素为1.15 ng/dL。

处方：黄芪30 g，党参15 g，炒白术15 g，熟地黄20 g，川芎12 g，当归15 g，炒白芍15 g，制香附15 g，桃仁12 g，红花9 g，菟丝子30 g，淫羊藿30 g，鹿角霜12 g，上肉桂12 g，木香15 g，益母草20 g，知母6 g。12剂，每日1剂，水煎服。

2019年3月2日三诊：畏寒减轻，纳可，二便正常，口不干，舌质淡红，苔薄白。末次月经2019年2月22日，行经6日，经量较前增多，色鲜红。上方去益母草，继服12剂。

2019年3月16日四诊：情绪低落较前明显好转，口不干。以上方加减继续调治。末次月经2019年3月25日，月经规律来潮。

【按】本案患者月经后期3个月，月经紊乱已2年，首先应进行相关检查，明确诊断疾病，其后病证结合才能更好地治疗。患者20岁，为青春期少女，平素出现腰痛、怕冷、情绪低落等症状，辨证为肾精气不充，气血不足。月经来潮全赖肾精充盛，气血充足。肾精气不充，气血不足，冲任不能充盛，血海不能按期满溢，故月经后期、量少、闭经。阳气不足，肝疏泄无力，故易情绪低落。治宜益气养血，补肾填精为主，理气活血通经为辅。以自拟益气养血通经方加减。方中以黄芪、党参、炒白术合四物汤益气养血；肾为月经之本，故以菟丝子、淫羊藿、鹿角霜温补肾的精气；制香附、桃仁、红花、木香、益母草理气活血通经；上肉桂一味温肾阳，温通经脉；少佐知母，防诸药过热。全方共奏益气养血、温肾填精、理气活血通经之效。用药后，患者气血两虚、肾气不足已明显缓解，月经也已按时来潮。

案2：

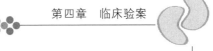

焦某，女，17岁。2019年1月24日初诊。

主诉：闭经6个月余。

病史：患者平素月经稀发，经中药调理后45日一潮。现闭经6月余，面部痤疮较重，白带正常，伴有心烦、口干，大便2～3日1次，舌质偏红，苔黄腻、脉小滑。初诊彩超示：子宫60 mm×20 mm×25 mm，体积偏小，内膜厚2 mm。双侧卵巢呈多囊样改变。

西医诊断：①PCOS多囊卵巢综合征？②痤疮。

中医诊断：①闭经；②痤疮。

中医辨证：湿热瘀阻、相火偏旺。

治则：清利湿热、活血化瘀。

处方：盐黄柏10 g，知母10 g，蒲公英20 g，紫花地丁10 g，鱼腥草20 g，白花蛇舌草20 g，赤芍10 g，丹参20 g，皂刺20 g，生大黄10 g，泽泻15 g，生地黄10 g，生白术15 g，木香10 g，桑叶12 g。7剂，每日1剂，水煎服。

2019年 2月14日二诊：已服初诊中药17剂，现面部痤疮好转，纳食增加，大便每日1次。上方改生白术20 g，加桃仁10 g，加大健脾祛湿、活血化瘀力度。7剂，每日1剂，水煎服。

2019年2月21日三诊：大便略稀，痤疮进一步减轻。上方加益母草20 g。6剂，每日1剂，水煎服。

2019年2月28日四诊：其母代诉月经未潮、痤疮进一步减轻。予地屈孕酮10 mg，每日2次，服5日；另继服上方中药。

2019年3月28日五诊：停药16日月经来潮，末次月经3月21日，行经8日，痤疮明显减轻。继服二诊方药7剂。

随症加减治疗2个月，月经已正常来潮，痤疮已基本痊愈。随访，其母代诉，月经已规律来潮。

【按】青春期少女后天饮食失于调理，影响脾胃运化功能，痰湿内生。学习压力大影响肝之疏泄功能，而致肝气郁结、气滞血瘀、湿瘀互结、阻于胞宫则发为闭经。肾为水火之脏，内寄相火，该患者一是肾阴

069

不足、相火偏旺；二是肝郁日久、化热化火。因而湿热瘀阻、火邪上犯于肺，经皮毛阻于面部则发为痤疮。因此，治疗本病需清利湿热、活血化瘀。方中盐黄柏、知母清虚热；蒲公英、紫花地丁、白花蛇舌草、鱼腥草、泽泻以清热利湿解毒；赤芍、丹参、皂刺以活血祛瘀消痈；生大黄祛瘀生新；生白术以健脾祛湿；木香行气；桑叶轻清透达，上行头目引诸药上行肺经。连续治疗后，痤疮明显好转，体内湿热瘀毒渐清，气血流通顺畅，则月水亦来潮。可见中医治病之目的，在于溯本求源，抓住主要病因病机进行调治，可收到事半功倍的效果。

案3：

贾某，女，32岁。2017年11月25日初诊。

主诉：葡萄胎清宫术后闭经6个月。

病史：2017年6月妊娠2个月，因葡萄胎行人工流产术，术后2次清宫，月经至今未潮。末次月经4月28日，既往月经30日一行，量可，平素口干苦，易上火，心情烦闷，食欲差，入睡困难，大便干2～3日1次，带下少。自述人工流产术后，口服补佳乐、孕酮、妇科千金胶囊已3个疗程，但月经仍未潮。$G_2P_0A_2$。2017年11月21日行宫腔镜手术：分离宫腔、宫颈粘连。正服芬吗通。提示宫腔中度粘连，宫颈管粘连。

西医诊断：宫腔粘连。

中医诊断：闭经。

中医辨证：血瘀毒互结胞宫。

治则：活血破瘀、清热解毒、益气补肾。嘱治疗期间禁妊娠。

处方：桂枝12 g，当归15 g，桃仁10 g，赤芍10 g，田三七末4 g（冲服），土鳖虫10 g，烫水蛭3 g，生薏苡仁30 g，地榆炭30 g，蒲公英30 g，败酱草30 g，淫羊藿15 g，鹿角霜12 g，黄芪30 g，木香15 g，鸡内金12 g，苏梗15 g。6剂，每日1剂，水煎服。

2017年12月2日二诊：服上药平稳，现无阴道出血，无腹痛，白带正常，口干，易内热，大便干，舌质偏暗，苔薄白。

处方：桂枝12 g，桃仁12 g，赤芍15 g，田三七末4 g（冲服），醋三棱15 g，醋莪术15 g，土鳖虫12 g，烫水蛭3 g，天花粉15 g，生薏苡仁30 g，半枝莲20 g，鱼腥草30 g，黄芪30 g，鹿角霜15 g，鸡内金12 g，当归15 g。6剂，每日1剂，水煎服。

2017年12月16日三诊：服上药无明显不适。但大便干，舌质偏红暗。守上方去田三七末，加益母草30 g。7剂，每日1剂，水煎服。

2017年12月23日四诊：末次月经12月21日，现月经来潮第4日，量正常，大便正常。服上药平稳，舌质偏暗。守上方去益母草，改醋三棱20 g，醋莪术20 g，烫水蛭6 g。6剂，每日1剂，水煎服。

以上方随症加减，继续用药治疗，患者月经正常来潮，且量正常。宫腔粘连明显好转。

【按】葡萄胎，中医无此病名，归属于鬼胎，而鬼胎的发生多与湿热瘀毒有关，因素体虚弱，气血亏虚，湿热痰瘀凝聚不散，精血虽聚但终不能成行，故发生葡萄胎。患者已行手术清除，但湿热瘀毒之邪未去，气血不足，加之手术损伤胞脉，伤及肾气，而造成宫腔粘连。本病病机为血瘀湿毒互结为主，精血亏虚为辅。患者现以实邪为主，当务之急应首先清除体内湿热瘀邪，方以桃仁、赤芍活血化瘀；醋三棱、醋莪术破血行气、软坚散结；土鳖虫、烫水蛭破瘀血；生薏苡仁、半枝莲、败酱草清热解毒祛湿毒；黄芪、当归益气养血；鹿角霜、淫羊藿温补肾阳；木香、鸡内金理气和胃；桂枝温通经脉，助痰瘀湿邪消散；天花粉有解毒、消痈、排脓之功效。全方活血破瘀、清热解毒、益气补肾。定期复查，连续治疗半年，根据患者情况加大破血逐瘀药物力度及适时加入补肾填精药物，月经正常来潮，且量正常，宫腔粘连明显好转，为患者下次怀孕创造条件。

（十）多囊卵巢综合征

明某，女，30岁。2017年12月14日初诊。

主诉：闭经。

病史：患者平素月经延迟7日，量可，近半年需口服孕酮后月经来潮。现月经未潮，口干苦，食辛易热，心情烦躁，末次月经2017年10月

31日，量少，纳、眠可，多梦，二便调，带下量正常，形体不胖，下颌痤疮。舌质红，苔薄腻，脉弦细。G$_2$P$_1$A$_1$。2013年9月行右侧卵巢囊肿切除术，今查血β-HCG为0.44 mIU/mL，服用地屈孕酮，10 mg/次，每日2次，口服5日。月经来潮第2～3日查性激素六项，甲状腺功能三项。10月3日彩超示：子宫43 mm×33 mm×40 mm，内膜厚6 mm，右侧卵巢10个卵泡，最大7 mm×7 mm，左侧卵巢8～9个卵泡，多囊卵巢不排除。

西医诊断：多囊卵巢综合征伴胰岛素抵抗。

中医诊断：闭经。

中医辨证：阴虚内热、痰瘀互结。

治则：滋阴清热、活血祛痰调经。

2018年1月4日二诊：末次月经为2017年12月30日，行经6日，量正常，色鲜红。月经来潮第3日检查示：卵泡刺激素为6.77 mIU/mL，黄体生成素为13.9 mIU/mL，雌二醇为76.90 pg/mL，孕酮为0.96 ng/mL，泌乳素为8.31 ng/mL，睾酮为42.31 ng/dL，黄体生成素/卵泡刺激素＞2，睾酮为正常，胰岛素抵抗，形体不胖。甲状腺功能3项正常。嘱治疗期间禁妊娠。

处方1：盐黄柏10 g，知母10 g，生地黄15 g，生山药30 g，山茱萸15 g，泽泻20 g，醋鳖甲12 g，皂角刺30 g，生牡蛎30 g，桃仁12 g，红花9 g，菟丝子20 g，淫羊藿20 g，黄芪30 g，炒白术15 g，木香15 g。10剂，每日1剂，水煎服。

处方2：二甲双胍，500 mg，每日3次，口服。

2018年2月24日复诊：以二诊中药方随症加减，12剂，每日1剂。月经前加益母草活血通经。2月14日月经来潮，行经6日，月经量正常，二便正常，口干。守二诊中药方，加鹿角霜12 g，取12剂，每日1剂，水煎服。

2018年3月10日复诊：口干、心烦减轻，舌质红，苔薄白。上方改菟丝子24 g，加益母草30 g，10剂，每日1剂，水煎服。

2018年3月29日复诊：末次月经3月20日，行经6日，量正常，口干、心烦、下颌痤疮明显减轻，乏力，大便正常，小便黄，脉细，舌质偏红，苔薄白。上方去益母草，12剂，每日1剂，水煎服。

随后以上方随症加减，2018年4月20日月经来潮，行经7日，经量正常。

【按】本案患者既往月经37日能自行来潮，近半年需口服孕酮方能来潮，现已停经45日。首先排除妊娠，用地屈孕酮促进月经来潮，进行内分泌、子宫、卵巢、卵泡等检查，以明确诊断。结果提示患者为多囊卵巢综合征伴胰岛素抵抗。但雄激素不高，体形不胖。多囊卵巢综合征是育龄期妇女常见的内分泌代谢疾病，以雄激素过高的临床和生化表现、排卵障碍、卵巢多囊样改变为特征，常伴有胰岛素抵抗和肥胖。本病发生糖尿病、高血压、子宫内膜癌等远期并发症的概率比正常人高，严重影响生命质量。本案患者平素口干苦，易上火，心情烦躁，月经量少，多梦，带下量少，下颌痤疮，根据症状辨证为阴虚内热、痰瘀互结。多因肾阴亏损、相火亢盛、火灼阴液为痰为瘀，形成肾阴亏损，痰瘀互结的证候。本案是多囊卵巢综合征伴胰岛素抵抗，在临床上多采用中西医结合方法治疗本病，给予二甲双胍片改善胰岛素抵抗；并给予中药滋阴清热、活血祛痰调经，治疗阴虚内热、痰瘀互结的状态。以自拟多囊1号方加减，以知柏地黄汤为基础方。方中盐黄柏、知母清虚热、抑相火；生地黄、生山药、山茱萸补肝肾之阴；醋鳖甲、生牡蛎、皂角刺活血祛痰、软坚散结；菟丝子、淫羊藿温润填精、阳中求阴，促进阴精充盛；桃仁、红花活血调经，促进月经来潮；泽泻利水；黄芪、炒白术健脾益气，促进痰湿的消除。该方一方面养阴使阴精充盛，促进卵泡发育；另一方面活血祛痰、软坚散结，促进瘀血痰湿的消除，小卵泡的消失。全方寒热并用、消促结合，共奏滋阴清热、活血祛痰调经之功。用药后，月经已经来潮。

（十一）卵巢功能衰竭

案1：

付某，女，43岁。2019年7月6日初诊。

王希浩中医妇科验方医案医论

074

主诉：闭经2个月。

病史：患者白带量少而干，偶有潮热，口不干，心烦。B超示子宫39 mm×36 mm×44 mm。左侧壁有32 mm×27 mm的低回声。子宫内膜不显示，宫腔线居中，查血HCG阴性，曾做内分泌检查：卵泡刺激素为47.42 mIU/mL，黄体生成素为27.42 mIU/mL，雌二醇为28.40 pg/mL，孕酮为2.28 ng/mL，泌乳素为32.19 ng/mL，睾酮为0.18 ng/dL。

西医诊断：卵巢功能衰竭。

中医诊断：闭经。

中医辨证：肾精亏虚、瘀阻胞脉。

治则：补肾填精、活血通经。嘱治疗期间禁妊娠。

中药：盐黄柏12 g，知母15 g，生地黄10 g，熟地黄10 g，生山药30 g，山茱萸15 g，菟丝子15 g，淫羊藿15 g，鹿角霜10 g，制香附15 g，桃仁12 g，烫水蛭3 g，红花9 g，黄芪30 g，当归15 g，炒白芍15 g，炒白术15 g，木香15 g。6剂，每日1剂，水煎服。

2019年8月3日二诊：白带较前增多，无潮热，乏力多梦，有经前症状。守上方加益母草30 g，7剂，每日1剂，水煎服。

2019年8月22日三诊：纳食正常，大便正常，心烦好转，无潮热，有白带，末次月经8月12日，行经5日，量正常，色鲜红，舌质红、少苔，脉弦细。守上方去益母草，改盐黄柏6 g，知母10 g，菟丝子20 g，淫羊藿20 g。6剂，每日1剂，水煎服。

以上方加减治疗，患者月经分别于9月4日、10月2日、11月1日、12月9日规律来潮。

【按】本案患者诊断为卵巢功能衰竭，现患者白带量少、潮热、闭经。带下乃精之余，带下量少，提示患者肾精亏损较重，天癸渐竭，胞宫不能按时满盈而闭经。阴虚阳浮出现潮热。现患者闭经2个月，应当抓住时机治疗。方中盐黄柏、知母清虚热；生地黄、熟地黄、生山药、山茱萸滋补肝肾之阴；菟丝子、淫羊藿、鹿角霜温润填精；制香附、桃仁、烫水蛭、红花理气活血调经；黄芪、当归、炒白芍益气养血、精血互化，共同促进肾精充盛；炒白术、木香理气健脾，防药物滋腻；有经前症状时，加益母草活血通经。用药后月经来潮。综观本病，病属初发，紧扣肾虚血瘀的病理机制，及时治疗，方可取效。

案2：

常某，女，38岁。2020年4月9日初诊。

主诉：闭经57日。

病史：现阵发性烘热出汗、每日7～8次，带下量减少，睡眠易醒，食凉易腹泻，3个月前染发，余无不适。月经25～26日一行，经期5日，量中等，经前7～10日乳胀，末次月经2020年2月20日，行经5日，量同前。$G_4P_2A_2$。4月6日生化检查示：血HCG 0.19 mIU/mL，卵泡刺激素为64.8 mIU/mL，黄体生成素为39.7 mIU/mL，泌乳素为4.66 ng/mL，孕酮为0.1 ng/mL，雌二醇＜25 pg/mL，睾酮为0.221 ng/dL，游离三碘甲状原氨酸为5.49 pg/mL，游离甲状腺素为9.81 ng/dL，促甲状腺激素为0.84 μIU/mL。4月3日行彩超示：子宫49 mm×44 mm×35 mm，宫腔线分离1.5 mm，内膜厚3 mm，卵巢左侧21 mm×9 mm，右侧18 mm×10 mm，现正服芬吗通，已口服3日。

西医诊断：卵巢早衰。

中医诊断：闭经。

中医辨证：肾阴亏损、血瘀。

治则：滋阴填精，理气活血。嘱治疗期间禁妊娠。

处方：盐黄柏15 g，知母10 g，熟地黄8 g，生山药30 g，山茱萸15 g，菟丝子20 g，淫羊藿20 g，鹿角霜10 g，制香附15 g，桃仁12 g，红花9 g，烫水蛭6 g，生龙骨30 g，生牡蛎30 g，炒扁豆30 g，黄芪30 g，炒白术15 g，白花蛇舌草20 g，鸡内金12 g。6剂，每日1剂，水煎服。

2020年4月16日二诊：服上方平稳，潮热明显减少，白带量较前增多，大便正常。上方改盐黄柏10 g，菟丝子24 g，淫羊藿24 g。6剂，每日1剂，水煎服。

2020年4月23日三诊：潮热消失，白带量增多，大便正常，原有经前面部痤疮，经后消失。上方改菟丝子20 g，盐黄柏12 g，淫羊藿20 g，加野菊花9 g。9剂，每日1剂，水煎服。有经前症状时，加益母草、泽兰、川牛膝。口服芬吗通一个周期后建议停用，中药治疗。

2020年6月11日四诊：末次月经2020年6月1日，行经5日，量基本正常，偶有潮热，白带量明显增多。经前面部痤疮未发。上方去益母草、泽兰，加旱莲草15 g。6剂，每日1剂，水煎服。

2020年7月11日五诊：以上方加减，又服18剂。末次月经2020年7月5日，行经5日，量正常，白带已正常，潮热消失，大便正常，口不干。月经来潮第4日生化检查示：卵泡刺激素为17.5 mIU/mL，黄体生成素为6.04 mIU/mL，雌二醇为30 pg/mL，孕酮为0.23 ng/mL，睾酮为0.84 ng/dL，泌乳素为5.98 ng/mL。

以上方随症加减，月经来潮后，去川牛膝。巩固治疗15日，后随访月经已经正常。

【按】患者以闭经为主诉就诊，平素月经规律，染发后出现闭经，检查卵巢功能提示卵巢早衰，现已出现阵发性烘热汗出、白带量少等绝经期症状。有大量报道指出，长期应用染发剂等化学物品对人体有诸多危害。但随着社会趋势，更多人追求染发。中医认为，染发剂等化学物质归属于毒邪范畴，毒邪伤人，首伤肝肾，且患者平素经前10日即发生乳胀，且多次产乳耗伤阴血，乃阴血不足、肝气偏亢之人，加之外来毒邪伤及肝肾，进一步加重肝肾阴血亏损而出现闭经、烘热汗出、带下量少等，故辨证为肝肾阴血亏损兼血瘀证。治以滋阴填精、理气活血。病属初期，当及时治疗。方中熟地黄、生山药、山茱萸滋补肝肾之阴；盐黄柏、知母清虚热；菟丝子、淫羊藿、鹿角霜温润填精；制香附、桃仁、红花、烫水蛭理气活血、祛瘀通经；生龙骨、生牡蛎平抑肝阳、重镇安神；黄芪、炒白术健脾益气；炒扁豆渗湿止泻；白花蛇舌草清热解毒；鸡内金化瘀、消食和胃。正所谓有一分阴虚就有一分内热，待患者阴液渐复，逐渐减去盐黄柏、知母用量，加大温润填精力度。用药1月余，患者潮热基本消失，月经来潮，继续用药观察，患者月经已恢复正常。

二、痛经

（一）功能性痛经

案1：

张某，女，24岁。2018年11月15日初诊。

主诉：痛经3年。

病史：月经周期规律，近3年痛经明显，经前2日至月经来潮第1日小腹冷痛，难以忍受，面色苍白，大汗淋漓，伴手脚冰凉，恶心呕吐，腹泻，得温痛减，需服止痛药稍缓解。行经5日，量中等，色暗有血块。舌质暗，苔白，脉沉紧。自诉多次彩超检查，子宫附件未见明显异常。

中医诊断：痛经。

中医辨证：寒凝血瘀。

治法：温经散寒、化瘀止痛。嘱治疗期间禁妊娠。

处方：炒蒲黄10g，五灵脂12g，当归15g，川芎12g，制香附15g，延胡索15g，生白芍20g，甘草6g，吴茱萸6g，上肉桂12g，桃仁12g，红花9g，益母草20g，泽兰30g。6剂，经前4日至经期第2日服用，每日1剂，水煎服。

2018年11月25日二诊：月经来潮，行经5日，量同前，痛经稍减轻，仍有恶心，未呕吐。守上方加炒白术10g，6剂，经前4日至经期第2日服用，每日1剂，水煎服。

2018年12月23日三诊：月经来潮，行经5日，量同前，排出血块较多，痛经程度减轻，可忍受，无恶心呕吐，大便偏稀。继续温经散寒、化瘀止痛，守上方改生白芍30g。6剂，经前4日至月经来潮第2日服用，每日1剂，水煎服。

2019年1月20日四诊：月经来潮，行经5日，量同前，痛经程度明显减轻，无恶心呕吐，大便正常。守三诊处方，继续温经散寒、化瘀止痛，6剂，巩固治疗。

后继续守上方经前及经期治疗2个月，月经来潮时痛经明显好转，仅轻微腹痛，无恶心呕吐及腹泻。

【按】本案患者痛经3年，以经前2日至月经第1日小腹冷痛，得温痛减为主要特征，中医辨证为寒凝血瘀。其病因病机主要由于经期产后，感受寒邪，或过食寒凉之品，寒客冲任，与血搏结，气血凝滞不畅，经前经期气血下注冲任，胞脉气血更加壅滞，不通则痛，而发痛经。以自拟方温经活血止痛方加减。方中以桃仁、红花、当归、川芎活血化瘀；上肉桂、吴茱萸温经散寒；炒蒲黄、五灵脂活血祛瘀、散结止痛；制香附、延胡索理气止痛；生白芍、甘草缓急止痛；益母草、泽兰活血通经。全方共奏温经散寒、祛瘀止痛之效，使寒凝除，瘀血祛，气血通，痛经止。

案2：

张某，女，25岁。2018年9月12日初诊。

主诉：经期小腹痛6年。

病史：末次月经2018年8月12日，经量可，夹血块，经期1~3日，小腹痛，以坠痛为主，得温则减，心烦，抑郁。正值经前，小腹胀，纳可，眠可，小便可，大便干，舌质红，苔薄，脉弦滑。既往体健，彩超示：子宫附件未及异常。

中医诊断：痛经。

中医辨证：寒凝血瘀。

治法：温经散寒，化瘀止痛。嘱治疗期间禁妊娠。

处方：炒蒲黄12 g，五灵脂12 g，当归15 g，川芎12 g，制香附15 g，延胡索15 g，桃仁12 g，红花9 g，土鳖虫9 g，上肉桂12 g，吴茱萸6 g，益母草30 g，制乳香6 g，制没药6 g，青皮15 g，陈皮15 g。5剂，每日1剂，水煎服。

2018年10月8日二诊：服上药痛经明显减轻，现经前3日，继服上方5剂。

2018年11月8日三诊：末次月经2018年10月12日，服上药经期无痛经，现经前3日，继服上方5剂。

【按】痛经有虚有实，有寒有热，本案辨证为寒凝血瘀，多因经期受寒、淋雨，或过食冷饮，或长期居住在阴湿寒冷之地，寒客冲任，与血搏结，气血凝滞不畅，经前、经期气血下注冲任，胞脉气血更加壅滞，不通则痛，而发痛经。以自拟温经活血止痛方加减治疗。方中以桃仁、红花、当归、川芎活血化瘀；上肉桂、吴茱萸温经散寒；炒蒲黄、五灵脂、土鳖虫活血祛瘀，散结止痛；制香附、青皮、陈皮、延胡索、制乳香、制没药理气止痛；益母草兰活血通经。全方共奏温经散寒、化瘀止痛之效。

（二）子宫内膜异位、子宫腺肌病

案1：

徐某，女，38岁。2020年4月23日初诊。

主诉：痛经数年，加重1年。

病史：平素月经22～23日一行，经期4～5日，量多。经色暗红、有血块，痛经较甚，以腰酸痛为著，月经来潮第1日痛，伴心烦。末次月经4月22日，现第2日，纳食正常，小便正常，大便每日1次，偶有便秘。心烦，入睡难、易醒。有子宫腺肌瘤和巧克力囊肿病史，1年前行手术切除一侧附件，现又出现异位包块。

西医诊断：子宫腺肌病。

中医诊断：①癥瘕；②痛经。

中医辨证：血瘀证。

治则：理气活血、温经散寒、消癥止痛。嘱治疗期间禁妊娠。

处方：消癥胶囊，每日3次，每次5粒；解郁丸，每日3次，每日4 g。

2020年5月7日二诊：心烦及少寐均减轻，大便正常，口干，食量正常。

处方：炒蒲黄12 g，五灵脂12 g，当归15 g，川芎12 g，制香附15 g，青皮15 g，陈皮15 g，延胡索15 g，烫水蛭6 g，土鳖虫10 g，生白芍20 g，甘草10 g，桃仁12 g，红花9 g，上肉桂15 g，小茴香15 g，续断15 g，桑寄生15 g，益母草30 g。7剂，经前3日服用，每日1剂，水煎服。

2020年6月18日复诊：以上法连续治疗2个月经周期，末次月经6月12日，行经6日，量较前增多，痛经已消失，腰痛明显减轻。现心烦焦虑、入睡难基本消失，精神体力明显好转。

【按】本病中医归属于癥瘕、痛经的范畴。患者情志不舒，气滞血瘀，加之被疾病困扰日久，心情抑郁，进一步加重瘀血程度，辨证为气滞血瘀证。故平时给予解郁丸以疏肝解郁、养血安神，消癥胶囊以活血化瘀消癥，改善肝气郁结、气滞血瘀的状态。经前采用理气活血、温经散寒、消癥止痛之法治疗痛经。使用自拟理气逐瘀止痛方加减。方中以桃仁、红花、当归、川芎活血化瘀；土鳖虫、烫水蛭破血祛瘀；炒蒲黄、五灵脂活血祛瘀、散结止痛；制香附、青皮、陈皮、延胡索理气活血止痛；生白芍与甘草缓急止痛；续断、桑寄生补肾强腰；上肉桂、小茴香温经散寒；益母草活血通经。全方共奏理气活血、温经散寒、消癥止痛之功。每于经前3日开始服用，患者痛经及腰痛得到明显缓解。

案2：

李某，女，47岁。2018年4月26日初诊。

主诉：发现子宫腺肌瘤2年余。

病史：平素月经28～30日一行，经期4～5日，经量正常，经行痛经。末次月经4月23日，行经4～5日，经量正常，白带正常，乏力较重，腰痛，舌质偏红，苔薄白，脉弦细。素日贫血血红蛋白80 g/L，曾服琥珀酸硫酸亚铁。B超示：子宫体积增大并回声不均。

西医诊断：①子宫腺肌瘤；②贫血。

中医诊断：①癥瘕；②虚劳。

中医辨证：肾虚血瘀、气血亏损。

治则：健脾补肾、益气养血、活血消癥。嘱治疗期间禁妊娠。

处方1：消癥胶囊，每日3次，每次5粒。

处方2：黄芪30 g，红参12 g，炒白术15 g，熟地黄20 g，当归15 g，川芎12 g，炒白芍15 g，桑寄生20 g，续断15 g，黄芩15 g，茯苓15 g，甘草6 g，木香15 g。6剂，每日1剂，水煎服。

2018年5月3日二诊：服药无不适，口不干，乏力减轻，纳可，大便正常，脉搏有力，舌质偏红，苔薄白。给予消癥胶囊，另在初诊中药方加狗脊15 g。6剂，每日1剂，水煎服。

2018年5月9日三诊：乏力继续好转，可连续上四层楼，脉弦，舌质淡红，苔薄白。经前理气活血、温经散寒、消癥止痛，给予自拟理气逐瘀止痛方。

处方：炒蒲黄12 g，五灵脂12 g，当归15 g，川芎12 g，桃仁12 g，红花9 g，制香附15 g，青皮9 g，陈皮9 g，土鳖虫12 g，烫水蛭6 g，延胡索15 g，制乳香6 g，制没药6 g，上肉桂15 g，吴茱萸6 g，益母草30 g。5剂，经前3日开始服药，每日1剂，水煎服，服至月经来潮第2日（痛经日）。

2018年5月24日四诊：末次月经5月15日，行经5日，量减少，痛经未发，乏力基本消失，脉搏有力，舌质偏红，苔薄白。将初诊中药方改熟地黄为15 g。6剂，每日1剂。

后复查血常规，血红蛋白124 g/L。

【按】中医认为癥瘕多因脏腑功能失调，气血阻滞，瘀血内结。临床表现多以进行性加重痛经为主要表现。西医认为子宫腺肌瘤是指子宫内膜向肌层良性浸润并在其中弥漫性生长。其特征是在子宫肌层中出现了异位的内膜和腺体，伴有其周围的肌层细胞肥大和增生。西医治疗本病多以手术为主，或口服激素类药物治疗。患者癥瘕为患，且有贫血病史，虚实夹杂。若单纯祛实，恐患者正气受损，所以采取中药与中成药相结合的方法，以消癥胶囊祛瘀散结，缓调之。给予中药健脾补肾、益气养血，改善患者气血亏虚状态。瘀血为患，影响气血生化，而气血虚弱，进一步加重瘀血的程度，须改善患者这种气虚血瘀的状态，方能治标治本。初诊方中以黄芪、红参、炒白术、茯苓、甘草健脾益气；熟地黄、当归、川芎、炒白芍乃四物汤补血；桑寄生、续断补肾强腰；黄芩清热，防止补药太热；木香理气醒脾。全方配伍气血并补，用药后，患者乏力减轻，复查血常规，血红蛋白已经正常。并在每次月经来潮前给予自拟理气逐瘀止痛方加减治疗。子宫内膜异位、子宫腺肌瘤痛经属血瘀之重症，方中以桃仁、红花、当归、川芎活血化瘀；土鳖虫、烫水蛭破血祛瘀；炒蒲黄、五灵脂活血祛瘀、散结止痛；制香附、青皮、陈皮、延胡索、制乳香、制没药理气活血止痛；上肉桂、吴茱萸温经散寒；益母草活血通经。全方共奏理气活血、温经散寒、消癥止痛之功。患者用药后，痛经未发作。

三、经行前后诸证

案1：

张某，女，41岁。2019年3月23日初诊。

主诉：月经期头痛、头晕，伴经期延长2年。

病史：平素月经规律，30～33日一行，经期13日，月经量正常，有血块，色暗红。末次月经2019年3月4日，行经13日，先淋漓，后稍量多，有血块。$G_2P_1A_1$。经期头晕，头痛，腰酸，乳房胀痛，心烦易怒，带下正常。平素偶头晕，口干，心烦，手足心热，易上火。现纳食正常，大小便正常，睡眠正常，舌质红，苔薄白，脉细。

中医诊断：经行头痛。

中医辨证：阴虚阳亢、瘀阻脉络。

治则：滋阴潜阳、活血通络。嘱治疗期间禁妊娠。

处方：当归15 g，生白芍15 g，生地黄15 g，山茱萸15 g，桑葚子15 g，钩藤15 g，石决明30 g，川楝子9 g，丹参20 g，川芎15 g，桑叶12 g，鸡内金12 g，黄芩15 g，炒白术15 g。6剂，每日1剂，水煎服。

2019年3月30日二诊：正值经前，以上方加益母草30 g，泽兰30 g，桃仁12 g，红花9 g。7剂，每日1剂，水煎服。

2019年4月13日三诊：末次月经2019年4月9日，经行头痛未发。告知患者继续服药治疗。

【按】本案患者年过四十，阴气自半，月经前后阴血下注胞宫，肾水不得涵养肝木，冲脉附于肝，经前冲脉夹肝气上逆，阴血亏于下，肝阳亢于上，冲脉夹瘀血上行则发为头痛。以滋阴潜阳、活血通络为治疗原则，用自拟头痛消方加减。方中以当归、生白芍养血柔肝；生地黄、山茱萸、桑葚子滋补肝肾之阴；钩藤、石决明平肝潜阳；川楝子清肝热；川芎、丹参活血止痛，且川芎为治疗头痛要药；桑叶疏风散邪、轻清宣上；鸡内金、炒白术健脾消食；黄芩清热，清泻肝胆少阳之热。全方共奏滋阴潜阳、活血通络止痛之功。二诊正值经前，经前宜通，故加入泽兰、桃仁、红花、益母草等活血通经药物，头痛未发作。半年后因病就诊，问其经行头痛情况，诉近半年未发。

案2：

樊某，女，40岁。2017年3月18日初诊。

主诉：每经前乳房胀痛10余日，已6个月。

病史：月经周期28日，经期10日，量可，月经前10余日开始乳房胀痛，不可触衣，经行缓解，心烦易怒，口干，梦多，食辛易热，纳可，二便正常，大便质黏，带下正常。末次月经2017年3月2日，行经10日，第2~3日量多，第5~10日少量阴道出血、色暗。自觉四肢酸沉，精神尚可。$G_4P_2A_2$。舌质红暗，苔薄白。脉弦细。2006年、2011年各剖娩两个健康女婴，2013年瘢痕妊娠1次。有乳腺小叶增生病史。

西医诊断：经前期紧张综合征。

中医诊断：经行乳房胀痛。

中医辨证：气滞血瘀。

治则：疏肝理气、活血止痛。嘱治疗期间禁妊娠。

处方： 柴胡12 g，当归15 g，赤芍15 g，白芍15 g，制香附15 g，延胡索15 g，青皮15 g，陈皮15 g，全瓜蒌15 g，郁金15 g，炒栀子15 g，制乳香6 g，制没药6 g，鹿角霜15 g，蒲公英20 g，桃仁12 g。6剂，每日1剂，水煎服。

2017年4月17日二诊：末次月经2017年3月29日，经前乳胀痛明显减轻，守上方继续服药巩固疗效。

【按】每值经前或经期乳房作胀，甚至胀满疼痛，或乳头痒痛者，称经行乳房痛。本病属西医学经前期紧张综合征范畴。乳房属胃，乳头属肝，冲脉所司在肝而又隶于足阳明胃经，故冲脉与乳房、乳头相关。若肝气郁结或痰湿阻滞，遇经前、经期冲脉气血充盛，郁滞更甚，令乳络不畅，可致本病发生。本案患者经前10余日即乳房胀痛，可知肝郁气滞之程度，患者素性抑郁，肝郁气滞，经前冲脉挟肝气上冲，加重气血郁滞，致乳络不通，而发乳房胀痛，辨证为气滞血瘀，给予疏肝理气、活血止痛药物治疗。方中柴胡、当归、白芍疏肝柔肝；制香附、青皮、陈皮疏理肝气；全瓜蒌、郁金宽胸理气；炒栀子、蒲公英清热消痈；延胡索、制乳香、制没药活血止痛；赤芍、桃仁活血化瘀通经；取一味鹿角霜温补肾阳、软坚散结，促进瘀血消散。且鹿角霜乃补肾之药，淤阻形成，多由于正气不足，在疏肝活血药物中加一味鹿角霜，可谓疏补结合。

案3：

许某，女，30岁。2019年5月11日初诊。

主诉：反复发生经前双侧颈部淋巴结肿大3个月。

病史：3个月前患者双侧颈部淋巴结肿大，于外院就诊，给予抗炎治疗后淋巴结缩小80%，但下次月经前淋巴结再次肿大伴低热，再经抗炎治疗后缩小，但其随经期反复发作。末次月经5月5日，现行经第6日，量正常，行经第2日，颈部淋巴结再次肿大，伴疼痛，已就诊多家医院，效果欠佳。平素心烦易怒，口干苦，二目发胀，经前乳房胀痛较重，纳食正常，二便正常，脉弦细，舌质红，苔薄黄腻。

西医诊断：双侧颈部淋巴结肿大。

中医诊断：经行瘰疬。

中医辨证：肝郁化热，痰毒瘀互结。

治则：清热疏肝，化痰活血散结。嘱治疗期间禁妊娠。

处方：牡丹皮15 g，炒栀子15 g，柴胡12 g，当归15 g，赤芍15 g，白芍15 g，茯苓15 g，炒白术15 g，浙贝母12 g，生牡蛎30 g，夏枯草30 g，桃仁12 g，瓜蒌15 g，蒲公英30 g，半枝莲15 g，木香15 g，金银花15 g。6剂，每日1剂，水煎服。

2019年5月18日二诊：淋巴结疼痛明显减轻，结节变软，近两日外感风寒，又觉淋巴结肿大、疼痛。自述淋巴结穿刺，病理诊断为坏死性淋巴结炎，经会诊，考虑炎性改变。守上方去白芍、金银花；加白花蛇舌草30 g，连翘15 g，猫爪草15 g。6剂，每日1剂，水煎服。

2019年5月25日复诊：服上药配合西医抗炎治疗后淋巴结明显缩小。现淋巴结已缩小9/10，已由多个减少为一个，心烦易怒、口干苦明显好转，大便干，睡眠正常，舌质红，苔薄黄，脉略弱，外院免疫组织化学检查结果考虑组织细胞性坏死性淋巴结炎。末次月经5月5日，现在正值经前。守上方加醋鳖甲15 g，土鳖虫10 g。6剂，每日1剂，水煎服。

2019年6月1日复诊：昨日月经来潮，未出现经前发热、淋巴结肿大，包块已经缩小9/10，舌质红，苔薄黄腻，脉小弦。上方改蒲公英20 g，6剂，每日1剂，水煎服。

2019年6月8日复诊：末次月经5月31日，行经7日，经量正常，经前淋巴结肿大未发生，仅右侧淋巴结略肿大，较前已缩小90%，质软，不痛。现纳食可，大便质软、每日3次，心烦缓解，口苦，两目无胀痛，舌质偏红，苔薄黄不腻，脉弦滑。守上方加三棱20 g，莪术20 g。6剂，每日1剂，水煎服。

2019年6月29日复诊：末次月经6月23日，行经6日，量略少，经前淋巴结肿大未发生，乳房胀痛也缓解，纳可，大便正常，心烦口苦较前明显减轻，脉缓和，舌质红，苔薄黄腻。继服上方10剂，巩固疗效。

【按】本案患者反复发生经前淋巴结肿大，诊断为组织细胞性坏死性淋巴结炎，给予抗炎治疗后缩小，但下个月月经来潮之前继续肿大，患者苦于反复发作，求治于中医治疗。本案患者素体肝气偏旺、气机不畅，易肝气郁结，气滞血瘀，聚湿生痰，则痰瘀互结，郁久化热化火，故痰瘀热之邪互结，蕴结于颈部阻于少阳、阳明之络则为颈部肿块。经行之前，气血下注冲脉，冲脉之气偏盛挟肝气上冲，上攻于颈部，使颈

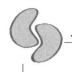

部痰瘀热之邪加重，则导致反复发作。西医给予抗炎治疗，能使热退肿消，但肝气上冲之势不去，颈部痰瘀热不消则下次必再次发作。故以清热疏肝、化痰活血散结为治则。方选丹栀逍遥散疏肝清热，调畅肝气，加生牡蛎、夏枯草、浙贝母、瓜蒌清热化痰、软坚散结；桃仁、赤芍活血祛瘀；半枝莲、蒲公英解毒消痈；金银花疏散风热。二诊患者疼痛已减轻，结节变软，加连翘、猫爪草、白花蛇舌草，加大清热解毒、软坚散结之力。三诊未发生经前淋巴结肿大，包块儿已经缩小9/10，加醋鳖甲、土鳖虫以清除体内的瘀痰。经中药调治后，患者肝气偏旺状态得以纠正，体内的瘀痰热渐除，气机畅达，瘀痰热化生之源头被阻断，自不会再出现经前症状。但告知患者，平素须调整心态，舒畅情志，少食辛辣肥甘之品，防止复发。半年后随访，未再复发。

四、围绝经期综合征

案1：

冯某，女，58岁。2019年4月13日初诊。

主诉：阵发性潮热10个月。

病史：断经6年，现阵发性潮热，心烦，失眠多梦，口干，无白带，纳食可，大便正常，舌质红，苔薄白，脉弦细。

西医诊断：围绝经期综合征。

中医诊断：绝经前后诸症。

中医辨证：肾阴不足、阴虚阳亢。

治则：滋阴潜阳。

处方：盐黄柏15 g，知母15 g，生地黄20 g，生山药30 g，山茱萸15 g，当归15 g，生白芍15 g，川楝子9 g，丹参15 g，生龙骨30 g，生牡蛎30 g，钩藤15 g，炒白术15 g，鸡内金12 g。6剂，每日1剂，水煎服。

2019年4月18日二诊：潮热减轻，失眠有所好转，心烦、口干减轻，脉弦细，舌质红，苔薄白。上方加黄连3 g，浮小麦30 g，炒酸枣仁20 g，夜交藤30 g。6剂，每日1剂，水煎服。

2019年4月25日三诊：潮热好转，失眠好转，心烦、口干减轻，二目干涩，纳食可，大便正常，脉细，舌质偏红，苔薄白。上方加柏子仁30 g。10剂，每日1剂，水煎服。

2019年5月9日四诊：失眠继续好转，潮热减轻，大便正常，脉细，舌质偏红，苔薄白。上方改黄连5 g。6剂，每日1剂，水煎服。

2019年5月18日五诊：潮热及口干消退，失眠明显好转，大便正常，心烦消失。上方加麦冬15 g，五味子12 g，太子参15 g。6剂，每日1剂，水煎服，巩固疗效。

【按】本案患者以阵发性潮热10个月为主诉就诊，平素心烦，失眠多梦。西医诊断为围绝经期综合征。中医诊断为绝经前后诸症。中医学认为，围绝经期综合征的主要病机是肾的精气虚衰，阴阳平衡失调，多波及心、肝、脾三脏。临床以肾阴亏虚、阴虚阳亢为主要证候。西医认为本病由卵巢功能衰竭所致，多对症治疗，或给予激素改善症状。本患者已断经6年，仍出现围绝经期症状，可知患者平素乃属阴精大亏之人。肾阴精不足，肾水不足涵养肝木，阴不维阳，虚阳上浮则阵发性烘热汗出。肾阴亏虚，心肾不交，则出现心烦、失眠。肝肾阴血亏虚，心肝火旺，心神不宁，则失眠多梦。治疗本病当大补肾精阴血，以滋阴潜阳为治。方中以生地黄、生山药、山茱萸滋补肾阴精；当归、生白芍养肝血、柔肝气；川楝子清肝热；盐黄柏、知母清虚热；生龙骨、生牡蛎、钩藤平肝潜阳；丹参活血；炒白术、鸡内金健脾消食，防诸药滋腻。全方共奏滋阴清热、平肝潜阳之功。二诊时患者潮热、失眠好转，患者现已58岁，仍出现潮热，可知虚热较重，在养阴的同时，当加大泻火之力，故加入清心除烦之黄连，与盐黄柏、知母相配，相须为用，清肾中虚火，肝之相火，心之独火，使火清阴液得生，虚阳潜伏。三诊患者潮热明显减轻。连续用药，患者潮热消失，睡眠正常。

案2：

王某，女，48岁，2013年3月15日初诊。

主诉：月经紊乱伴阵发性烘热汗出2年余。

病史：近 2 年月经紊乱，20～90 日一潮，末次月经 2013 年 1 月，量少。阵发性烘热汗出，头晕耳鸣，腰酸乏力明显，口干甚，情绪不宁，素日性情急躁，易上火。纳可，眠差，大便稍干，小便短赤。舌质偏红，苔薄黄，脉细数。

西医诊断：围绝经期综合征。

中医诊断：绝经前后诸证。

中医辨证：肾阴亏虚、肝阳上亢。

治则：滋养肾阴、平肝潜阳。

处方：黄柏10 g，知母15 g，生地黄15 g，山茱萸15 g，菟丝子9 g，当归15 g，生白芍15 g，川楝子12 g，太子参15 g，麦冬15 g，五味子15 g，炒白术9 g，丹参20 g，生龙骨30 g，生牡蛎30 g，合欢皮20 g，鸡内金9 g。7 剂，每日1剂，水煎服。

2013 年 4 月 27 日二诊：诉烘热汗出较前明显缓解，腰酸乏力较之前有所改善，睡眠亦稍有好转，口不干，情绪仍易激动，纳可，大便稍干，舌质偏红，苔薄白，脉细数。

处方：黄柏10 g，知母10 g，生地黄15 g，山茱萸10 g，菟丝子9 g，当归15 g，生白芍15 g，川楝子10 g，钩藤15 g，炒白术9 g，丹参20 g，生龙骨30 g，生牡蛎30 g，合欢皮20 g，鸡内金9 g，浮小麦30 g。7 剂，每日1剂，水煎服。

2013 年 5 月 4 日三诊：服上方效果明显，烘热汗出、腰酸乏力症状已基本消失，夜眠安稳，偶有心烦，纳、眠可，二便调，舌质淡红，苔薄白，脉稍弦。处方：继守上方，去知母、黄柏、川楝子，改生地黄为10 g，继服10 剂以巩固疗效。并嘱患者适寒温、调情志、慎起居。

【按】本患者以阵发性烘热汗出、腰酸乏力、头晕耳鸣、口干、脉细数为临床主要症状，责之为肾中阴精不足。腰为肾之府，腰失充养见腰酸乏力；肾阴不足无以上承则口干；阴不足，不能制阳，虚阳浮越故情绪不宁、烘热汗出等。辨证为肾阴亏虚，肝阳上亢。治以滋养肾阴，平肝潜阳。以自拟滋阴潜阳方加减，方中以生地黄、山茱萸、当归、生白芍滋肾阴、养肝血，肝肾同治；黄柏、知母清虚热；川楝子清肝；太子参、麦冬、五味子益气养阴、宁心安神；又以生龙骨、生牡蛎潜镇安神；炒白术、鸡内金健脾消食。二诊时肾阴不足之表现有所改善，情绪仍易激动，睡眠易醒，故去太子参、麦冬、五味子，而加用钩藤、浮小麦平肝潜阳，养心安神。三诊时诸症基本消失，偶有心烦，守方以巩固疗效。本案体现了病、证、生理病理机制相结合的诊疗思路。

案3：

盖某某，女，50岁。2020年6月4日初诊。

主诉：心烦易怒、烘热汗出7年余。

病史：近期情志不舒，心烦易怒，焦虑不安加重，烘热汗出，入睡难易醒，易上火，带下量少。舌质红，苔白，脉弦细。2009年子宫切除保留卵巢，1997年甲状腺切除。

西医诊断：围绝经期综合征。

中医诊断：绝经前后诸症。

中医证候：阴虚阳亢、肝郁化热、心神不宁。

治则：滋阴潜阳、养心安神。以自拟滋阴潜阳方加减。

处方：盐黄柏15 g，知母15 g，生地黄20 g，生山药30 g，山茱萸15 g，当归15 g，生白芍15 g，川楝子10 g，黄连3 g，生龙骨30 g，生牡蛎30 g，炒酸枣仁20 g，夜交藤30 g，浮小麦30 g，炒白术15 g，鸡内金12 g。6剂，每日1剂，水煎服。

2020年6月11日二诊：潮热每日5～6次，睡眠好转，但仍心烦焦虑不安，大便黏，口干。治宜疏肝解郁、滋阴清热、宁心安神。方用自拟疏肝养阴安神方加减。

处方：柴胡9 g，当归15 g，生白芍15 g，川楝子10 g，茯苓15 g，炒白术10 g，勾藤15 g，知母15 g，黄连3 g，生龙骨30 g，生牡蛎30 g，麦冬15 g，五味子12 g，炒酸枣仁20 g，夜交藤30 g，鸡内金12 g，太子参15 g。6剂，每日1剂，水煎服。

2020年6月18日三诊：心烦焦虑减轻，潮热同前，大便每日1次。上方加浮小麦30 g。6剂，每日1剂，水煎服。

2020年7月11日四诊：以上方随症加减，又服12剂，心烦焦虑明显好转，潮热减轻，大便每日3～4次，夜寐好转，乏力明显好转。上方改炒白术20 g，加炒扁豆30 g，改知母为10 g。6剂，每日1剂，水煎服，巩固疗效。

【按】本案患者以心烦易怒、烘热汗出7年余为主诉就诊，给予自拟滋阴潜阳方加减治疗。二诊时，患者自觉睡眠好转，但患者仍心烦焦虑不安，潮热同前。患者病已7年，本阴精亏虚之人，阴液不足，不能濡养肝木，易导致肝气郁结。患者近期有事，搁置于心，则心烦焦虑不安。肝气不畅，脾失健运，则大便黏。治宜疏肝解郁、滋阴清热、宁心安神，以自拟疏肝养阴安神方加减。方中柴胡疏肝；当归、生白芍养血柔肝；川楝子清热泻肝；茯苓、炒白术健脾益气祛湿；钩藤、生龙骨、生牡蛎平肝潜阳、重镇安神；知母清心；浮小麦养肝补心，除烦安神；麦冬、五味子、太子参乃生脉饮之意，取益气养阴，养心安神；炒酸枣仁、夜交藤养心安神。诸药合用，肝气得舒，阴血得养，肝阳得平，心神得安。用药后，心烦焦虑明显减轻，潮热减轻。治疗本病，抓住主要病因病机，注意围绝经期妇女阴精亏损的病理变化，当患者出现肝气郁结时，当在补阴基础上畅达肝气，常收到较好的效果。

案4：

王某，女，51岁。2019年3月16日初诊。

主诉：月经后期48日伴阵发性烘热汗出。

病史：患者1个月前因过度悲伤后出现闭经、阵发性烘热、汗出、心烦、心慌等不适。12岁初潮，26～27日行一经，经期3～5日，量中等，有血块。带下量少，色黄，腰酸。现症见心烦，大便不成形、每日3～4次，入睡难，乏力，口干，易上火，前额头痛，手足心热，纳食可，小便可。舌质红，苔薄黄，舌体胖大，脉弦细。$G_4P_2A_2$，节育环避孕，曾有甲状腺功能减退病史（口服优甲乐3个月后复查正常后停药）。

西医诊断：围绝经期综合征。

中医诊断：绝经前后诸证。

中医证候：阴虚阳亢、脾胃虚弱。

治则：滋阴潜阳、健脾渗湿止泻。

处方：盐黄柏15 g，知母15 g，生山药30 g，山茱萸15 g，枸杞子15 g，生龙骨30 g，生牡蛎30 g，勾藤15 g，浮小麦30 g，当归15 g，生白芍15 g，川楝子9 g，夜交藤30 g，炒白术20 g，鸡内金12 g，合欢皮20 g，炒扁豆30 g。6剂，每日1剂，水煎服。

2019年3月24日二诊：潮热减轻，心烦口干好转，心慌夜寐好转，纳食少，大便已成形、每日2次，脉弦小滑，舌质偏红，薄黄腻。上方改盐黄柏12 g。10剂，每日1剂，水煎服。

2019年4月10日三诊：服上药后，潮热消失，睡眠已好，情绪好。上方加苏梗15 g。5剂，每日1剂，水煎服。

【按】本案患者绝经前后女性，年过七七，肾中精气渐衰，因悲伤过度，进一步耗伤肝肾之阴血，促使肾中精气衰竭，肾阴衰竭，肝阳肝气偏亢，故出现闭经、阵发性烘热、汗出、心烦、心慌等不适。患者大便不成形，每日3～4次，可知素体脾胃虚弱。故治疗本病，需考虑围绝经期综合征的病机特点，不单以疏肝理气，还需以滋阴清热，平肝潜阳为主，同时还要考虑患者脾虚的一面。处方以自拟滋阴潜阳方加减，方中生山药、山茱萸、枸杞子滋补肾精，去常用之生地黄，恐生地黄之滋腻影响脾胃功能，改用平补肾精之枸杞子；盐黄柏、知母清虚热；当归、生白芍养血柔肝；川楝子清热泻肝；生龙骨、生牡蛎、钩藤平肝潜阳；浮小麦敛汗养心；夜交藤、合欢皮安神助眠；炒白术、鸡内金、炒扁豆健脾胃、渗湿止泻。全方配伍，不以解郁为主，而以滋阴清热，平肝潜阳，兼调脾土，体现治疗围绝经期综合征，紧扣其本在肾，波及心、肝、脾这一基本病机的思想。

五、不孕症

（一）排卵障碍

案1：

吴某，女，29岁。2008年7月18日初诊。

主诉：未避孕3年未孕。

病史：患者连续2个月卵泡监测显示为卵泡发育不良。平素月经周期31日，经期6日，量中等，色红。经前乳胀，平素常感腰酸、怕冷、易心烦焦虑，自感胸闷，善太息，纳可，眠安，二便正常，舌质红，苔薄黄，脉沉弱。辅助检查提示性激素水平正常，输卵管通畅。其夫精液常规检查正常。

西医诊断：原发性不孕。

中医诊断：不孕症。

中医辨证：肾虚肝郁。

治则：采用中药人工周期两步法治疗。

处方：熟地黄20 g，生山药30 g，山茱萸15 g，枸杞子15 g，菟丝子30 g，淫羊藿30 g，肉苁蓉20 g，醋龟板12 g，鹿角霜12 g，当归15 g，白芍15 g，柴胡12 g，炒白术15 g，鸡内金12 g。8剂，月经来潮第5日，每日1剂，水煎服。

在月经来潮第11日开始监测卵泡发育情况。

2008年8月6日二诊：末次月经7月27日，服药后上述症状明显好转，余无不适。已接近排卵日，B超示右侧卵泡12 mm×13 mm，发育情况较前好转。

处方：熟地黄20 g，生山药30 g，枸杞子15 g，菟丝子30 g，淫羊藿30 g，桂枝12 g，桃仁12 g，赤芍15 g，茺蔚子30 g，鸡内金10 g，制香附15 g。5剂，每日1剂，水煎服。

２００８年８月１２日三诊：Ｂ超提示，月经第１４日右侧卵泡20 mm×18 mm，第15日破裂排卵。临床随症加减。治疗3个月，患者顺利妊娠。于 2008 年11月5日化验尿 HCG 为弱阳性，3日后血β–HCG 检测证实为妊娠。

【按】中医学认为排卵是肾阴阳消长转化的结果。经后期，阴精逐渐充盛，至排卵前，阴精充盛至极，由阴转阳，发生排卵。黄体期，阳气逐渐充盛，至月经前，阳气充盛至极，由阳转阴，月经来潮。肾阴不足，卵子因缺乏物质基础而不能成熟；肾阳亏虚，不能鼓舞肾阴的生化和滋长，也会导致卵子不能发育成熟，更不会排卵。治疗本病应根据患者不同的病情及月经周期中经前期(黄体期)、行经期、经后期(卵泡期)、经间期(排卵期)四个不同时期阴阳消长转化规律，给予不同的治疗方法。

本例患者采用二步法治疗。第一步在卵泡期以滋补肾阴养精血为治则，促进卵子的发育成熟，用补肾填精助孕方加减。方中熟地黄、生山药、山茱萸、枸杞子补肾填精；当归、白芍养血；菟丝子、淫羊藿、肉苁蓉温补肾阳、阴阳并补、阳中求阴。醋龟板滋阴潜阳、益肾健骨、养血，善于补阴；鹿角霜能温肾助阳、收敛止血，善于补阳。以上两者均为血肉有情之品，一补阴、一补阳，补肾助阳、填精益髓。柴胡疏肝理气；炒白术、鸡内金健脾和胃，防诸药滋腻。全方补肾精养血，益肾气，阴阳并补，促进卵泡发育。

第二步在排卵前以补肾助阳活血为治则，促进卵泡破裂排卵。治疗上在促进阴精充足基础上，酌情加入益肾助阳及调气活血之品，促进阴阳转化，诱发排卵。用补肾活血助孕方加减。方中熟地黄、生山药、枸杞子滋补肾精；菟丝子、淫羊藿温补肾阳，使阴精充盛至极；桂枝、桃仁、赤芍、茺蔚子、制香附活血通阳理气，促进阴阳转化，发生排卵；鸡内金消食化瘀。全方补肾助阳活血，促进卵泡破裂排卵。以二步法治疗，患者排卵正常并妊娠。

案2：

常某某，女，28岁。2019年6月6日初诊。

主诉：月经后期多年，调理备孕。

病史：患者平素月经37～50日一行（精神压力大时50日一行），

行经期7日，量中等，色暗红，有血块。末次月经5月10日，行经7日，量正常。现腰酸，乳胀，心烦，畏寒，怕热，易上火，带下量多色黄、质稠，反复发作霉菌性阴道炎。饮食清淡，不能吃油腻，二便正常，多梦，舌质红，苔薄白，脉弦。$G_0P_0A_0$。

西医诊断：①月经后期；②排卵障碍。

中医诊断：①月经后期；②不孕症。

中医辨证：肝气郁结、肾气亏损、肝经湿热。嘱先调经暂不妊娠。

处方1：牡丹皮20 g，炒栀子15 g，柴胡12 g，当归15 g，赤芍15 g，制香附15 g，延胡索15 g，茯苓15 g，生白术20 g，桃仁12 g，红花9 g，益母草40 g，茵陈20 g，木香15 g。6剂，每日1剂，水煎服。

处方2：苦参30 g，黄柏30 g，蛇床子30 g，枯矾6 g，丁香15 g，黄连15 g。2剂，每日1次，水煎外洗，1剂用2次，经期停用。

2019年6月15日二诊：末次月经6月10日，现经期第5日，量较前少。服药后大便好转，阴道瘙痒消失，白带量减少，心烦减轻，乳胀明显减轻，内热缓解。继续给予上法，经后内服方去益母草，并随症加减治疗。

2019年7月20日三诊：末次月经7月10日，月经周期已正常，行经10日，量较前略多，有血块，痛经未发，阴道瘙痒消失，带下量不多，心烦消失，痤疮减轻。初诊内服方去益母草，加菟丝子10 g。12剂，每日1剂，B超监测卵泡、排卵、内膜。

2019年8月8日四诊：月经未至，B超监测卵泡示发育不良。

处方1：上方改栀子10 g，加益母草40 g，泽兰40 g。5剂，每日1剂，水煎服，经前服用。

处方2：熟地黄20 g，生山药30 g，山茱萸15 g，枸杞子15 g，菟丝子30 g，当归15 g，炒白芍15 g，醋龟板12 g，淫羊藿30 g，肉苁蓉20 g，鹿角霜12 g，炒白术15 g，鸡内金12 g。7剂，月经第5日服用，每日1剂，水煎服，促进卵泡发育，试孕。

2019年8月24日五诊：末次月经8月15日，行经6～7日，量正常。B超示子宫内膜厚7 mm，左侧似有增大卵泡。继服上方，3剂，每日1剂，水煎服。

2019年8月31日六诊：月经来潮第15日，B超监测示无优势卵泡（直径8～9 mm）、内膜厚7 mm。

处方：黄芪30 g，党参15 g，炒白术15 g，熟地黄20 g，生山药30 g，枸杞子15 g，菟丝子30 g，淫羊藿30 g，续断15 g，苏梗15 g，柴胡9 g，黄芩15 g，鹿角霜12 g。7剂，每日1剂，水煎服。

2019年9月7日七诊：9月4日B超监测示右侧卵泡为18 mm×14 mm，内膜厚7 mm。9月6日B超监测示右侧卵泡为21 mm×19 mm、内膜厚9 mm。9月7日彩超监测示卵泡消失，内膜厚11 mm。

处方：黄芪30 g，党参15 g，炒白术15 g，熟地黄15 g，生山药30 g，枸杞子15 g，菟丝子30 g，续断15 g，桑寄生15 g，黄芩15 g，苏梗15 g，砂仁4 g（后下）。10剂，每日1剂，水煎服。

2019年9月21日复诊：9月18日月经第33日，查血HCG：29.07 mIU/mL。现阴道有极少量黄色分泌物，无腹痛。给予患者中西医结合保胎治疗。

后电话随访，患者顺利分娩一男婴。

【按】本案患者因月经后期、排卵功能障碍不孕为主诉就诊。中医辨证为肝气郁结，肾气亏损，肝经湿热。排卵障碍与肝疏泄失常密切相关，卵子的发育成熟是肾阴精充盛至极，在肝的疏泄作用协同下，由阴转阳，卵子顺利排出。若肝气郁结，气滞血瘀，则阴阳转化失常，排卵障碍，月经失调。患者肝气郁结，气滞血瘀，湿热下注，月经后期，故先予丹栀逍遥散加桃仁、红花、益母草、茵陈等疏肝理气、清利湿热、活血通经。并配合中药外洗以清热、解毒、杀虫。待患者症状缓解，月经周期正常，给予中药人工周期卵泡期、黄体期二步法治疗，促进妊娠。在治疗中，灵活运用、随症变化，患者在月经来潮第15日仍无优势卵泡，嘱患者放松心情，继续监测，在给予黄体期治疗的基础上，加入温润填精药物，继续促进卵泡生长。在月经来潮第22日，见到发育较好的卵泡，嘱患者试孕，并顺利怀孕。在疾病诊疗过程中，坚持治疗原则，知常达变，才能获得较好的疗效。

案3：

胡某某，女，29岁。2017年7月15日初诊。

主诉：行巧克力囊肿手术后5个月，调理备孕。

病史：患者平素月经周期28～30日，行经10日，量偏少。末次月经为7月6日，行经10日，量少，无痛经，经色红，量正常。食辛易热，纳、眠尚好，二便正常。$G_0P_0A_0$。2017年2月14日，行巧克力囊肿摘除术，舌质淡红，苔薄白，脉弦细。

西医诊断：巧克力囊肿摘除术后。

中医诊断：不孕。

中医辨证：肾虚血瘀。

治则：补肾活血。中药人工周期三步法。

处方：熟地黄15g，山茱萸15g，枸杞15g，菟丝子24g，淫羊藿24g，醋龟板12g，鹿角霜12g，当归15g，炒白芍15g，炒白术15g，鸡内金12g。10剂，每日1剂，水煎服。

B超监测卵泡发育排卵。

2017年8月26日二诊：8月9日月经来潮，行经7日，量正常，纳、眠差，大便不成形，未做B超。8月23日用排卵试纸检测示强阳。

处方：黄芪30g，党参15g，炒白术15g，熟地黄15g，生山药30g，枸杞子15g，菟丝子20g，续断12g，桑寄生12g，杜仲12g，苏梗15g，黄芩10g。10剂，每日1剂，水煎服。

2017年9月9日三诊：现月经来潮第3日，量正常，舌质红，苔薄白，口不干，大便质软。

处方1：初诊方改菟丝子30g，淫羊藿30g；加桃仁9g，红花6g。6剂，每日1剂，月经来潮第5日开始服用，水煎服。

处方2：熟地黄20g，生山药30g，枸杞子15g，菟丝子30g，淫羊藿30g，桂枝12g，桃仁12g，赤芍15g，茺蔚子30g，鸡内金12g。5剂，

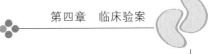

每日1剂，接上方服，水煎服。

2017年9月23日四诊：大便不成形，每日1次，脉弱。B超提示已经排卵。处方：二诊方改续断15 g，桑寄生15 g，杜仲15 g。8剂，每日1剂，水煎服。

后随诊，患者已成功怀孕。

【按】根据患者病史分析，目前当促进患者尽早怀孕。患者有巧克力囊肿病史，存在血瘀，故在运用中药人工周期三步法中，既要补肾填精促进卵泡发育，又要活血化瘀，使阴阳顺利转化。卵泡期以自拟方补肾填精助孕方加减。方中熟地黄、生山药、山茱萸、枸杞子补肾填精；当归、炒白芍养血；醋龟板养阴且能软坚散结；菟丝子、淫羊藿、鹿角霜温润填精；炒白术、鸡内金健脾消食化瘀；方中加入桃仁、红花活血化瘀，恐瘀血阻络，影响阴精充盛，阴阳转化。

在卵泡发育至一定程度，给予促卵泡破裂的药物，以自拟方补肾活血助孕方加减，方中熟地黄、生山药、枸杞子滋补肾精；菟丝子、淫羊藿温补肾阳，使阴精充盛至极；桃仁、赤芍、茺蔚子、桂枝活血通阳，促进阴阳转化，发生排卵；鸡内金消食化瘀。全方补肾助阳活血，消补结合，长促结合，促进卵泡破裂，卵子顺利排出。再给予补肾健脾药物，以补肾健脾助孕方加减，先其时安胎。中药人工周期三步法，环环相扣。

案4：

杨某某，女，28岁。2018年3月3日初诊。

主诉：卵泡不破裂已持续8个月。

病史：患者近8个月连续监测卵泡，发现卵泡不破裂，平素月经周期25日，行经7日，量正常，痛经，有血块。末次月经2月17日，现月经来潮第16日，B超监测示卵泡30 mm×24 mm，纳食正常，大便2日1次，心烦，余无不适。2015年，因巧克力囊肿行介入手术，2017年2月，巧克力囊肿复发，行腹腔镜手术。$G_0P_0A_0$。舌质偏红，苔薄白，脉弦细。

西医诊断：未破裂卵泡黄素化综合征。

中医诊断：不孕症。

中医辨证：血瘀。

治则：活血破瘀清癥。嘱治疗第1个月经周期暂不妊娠。

处方：桂枝12 g，赤芍15 g，桃仁12 g，茺蔚子30 g，三棱20 g，莪术20 g，鸡内金12 g，皂角刺30 g。5剂，每日1剂，水煎服。

2018年4月26日二诊：末次月经4月6日，行经8日，量正常。

处方1：桂枝15 g，桃仁12 g，赤芍15 g，三棱20 g，莪术20 g，香附15 g，延胡索15 g，王不留行30 g，路路通30 g，木香15 g，益母草20 g，小茴香15 g。7剂，每日1剂，水煎服，于月经前3日服。月经干净后行B超了解卵泡情况。

处方2：守初诊方，改桂枝15 g，加路路通30 g。7剂，每日1剂，水煎服，下个月经周期第11日服药。

2018年5月26日三诊：末次月经5月4日，行经7日，量同前，血块减少。月经来潮第11日服二诊处方2。B超监测：月经第14日右侧卵泡10 mm×9 mm；月经第18日右侧卵泡12 mm×9 mm，子宫内膜厚8.9 mm，5月23日B超示：排卵。

处方：黄芪30 g，党参15 g，炒白术15 g，熟地黄15 g，生山药30 g，枸杞子15 g，菟丝子30 g，续断15 g，盐杜仲15 g，黄芩15 g，苏梗15 g，砂仁6 g（后下）。8剂，每日1剂，水煎服。

【按】该案患者原有巧克力囊肿病史，已行两次手术治疗，现欲怀孕，监测卵泡，发现卵泡不破裂。卵泡的破裂是阴精充盛至极，由阴转阳的过程，但当体内有湿热、血瘀、气滞之邪阻滞胞脉，则引起阴阳转化的不利，卵泡大不破裂。患者有巧克力囊肿病，是瘀血内阻之人。瘀血内阻，阴阳转化不利，则导致本病的发生。当给予活血破瘀消癥之品，祛除瘀血。方以桂枝茯苓丸为基本方加减。方中桃仁、赤芍活血化瘀；三棱、莪术破血行气；鸡内金消食，且有化瘀之功；茺蔚子入肝经、活血调经，善行瘀血；皂角刺行气活血、祛瘀消癥；桂枝温经通脉，促进瘀血消散。全方以活血破瘀消癥理气、助阳通络为主。用药应

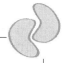

讲究时间，于卵泡开始发育前即给予此方，促进瘀血消散。并于月经前给予活血通经方，因势利导，促进瘀血排出。调理两个周期后，大卵泡消失，卵泡正常，患者已能正常排卵。

（二）多囊卵巢综合征

案1：

王某，女，31岁。2017年2月18日初诊。

主诉：发现多囊卵巢综合征1年余，促排卵治疗失败后4个月。

病史：患者1年前，因月经稀发、闭经，诊断为多囊卵巢综合征，给予达英35（炔雌醇环丙孕酮片）治疗后，枸橼酸氯米芬片促排治疗4个月未孕，现已停药4个月。现症见月经稀发、闭经，孕酮治疗月经来潮，月经来潮第3日查性激素6项示：卵泡刺激素 5.70 mIU/mL，黄体生成素13.80 mIU/mL，睾酮68.12 ng/dL，雌二醇32.20 pg/mL，孕酮0.81 ng/mL，泌乳素17.60 ng/mL。B超示：卵巢呈多囊样改变。平素口干，腰酸，手心发热，多梦，形体偏瘦，舌质红，少苔，脉细。

西医诊断：多囊卵巢综合征。

中医诊断：闭经。

中医辨证：肾阴亏虚、相火偏盛、痰瘀互结。

治则：滋阴清热、活血化痰、软坚散结。

处方1：达英35周期治疗3个月。

处方2：黄柏10 g，知母12 g，熟地黄20 g，生山药30 g，山茱萸15 g，醋鳖甲12 g，皂角刺30 g，生牡蛎30 g，泽泻20 g，桃仁12 g，菟丝子20 g，淫羊藿20 g，黄芪30 g，炒白术15 g，鸡内金12 g。6剂，每日1剂，水煎服。

处方3：桃仁12 g，红花9 g，当归20 g，川芎12 g，赤芍15 g，制香附15 g，柴胡12 g，肉桂12 g，小茴香15 g，烫水蛭6 g，益母草30 g，泽兰30 g，川牛膝20 g。4剂，每日1剂，水煎服，经前3日开始服用。

2017年3月17日二诊：月经3月10日来潮，行经5日，经量正常。以上方加减治疗后，口干及手心发热消失，腰酸好转，舌质偏红，苔薄白，脉细。初诊处方2去黄柏、知母，随症加减，每日1剂，水煎服。经前3日服用初诊处方3，每日1剂，4剂。

2017年6月17日三诊：以上法加减治疗3个月，复查性激素：卵泡刺激素为6.20 mIU/mL，黄体生成素为7.80 mIU/mL，睾酮为49.62 ng/dL，雌二醇为36.23 pg/mL，孕酮为0.78 ng/mL，泌乳素为19.30 ng/mL。B超示：卵巢多囊样改变消失。给予促排卵治疗。停达英35，给予克罗米芬50 mg，月经来潮第5日服用，每日1次，连用5日。采用中药人工周期三步法治疗，促进妊娠。

2017年8月20日四诊：月经未至，查早早孕，示阳性。停经40日查B超，示宫内孕。给予中西医保胎治疗。于2018年5月8日剖宫产一女婴。

【按】多囊卵巢综合征是育龄期妇女常见的内分泌代谢疾病，以雄激素过高的临床和生化表现、排卵障碍、卵巢多囊样改变为特征，常伴有胰岛素抵抗和肥胖。本病发生糖尿病、高血压、子宫内膜癌等远期并发症的概率比正常人高，严重影响生命质量。中医学认为，本病多为本虚标实之证，肾虚为本，血瘀痰湿为标。在临床上常采用中西医结合的方法治疗本病。本例患者在治疗上采用中西医结合的方法，分三个阶段治疗：第一阶段纠正内分泌代谢紊乱，肾阴亏虚，痰湿血瘀的状态。第二阶段促进排卵、妊娠。第三阶段保胎治疗。而第一阶段的治疗尤为重要。本例患者乃素体肾阴亏损之人，多因肾阴亏损，相火亢盛，火灼阴液为痰为瘀，形成肾阴亏损、痰瘀互结的证候，使肾阴阳转化失常，冲任不能按时满溢，而至月经稀发、闭经、不孕。故以达英35联合中药多囊1号方加减，纠正雄激素过高及肾阴亏虚、痰湿血瘀的状态。以滋阴清热、活血祛痰、软坚散结为治则。方中以熟地黄、生山药、山茱萸滋补肾阴；黄柏、知母清虚火；桃仁、醋鳖甲、牡蛎、皂角刺、泽泻活血祛痰、软坚散结；菟丝子、淫羊藿、黄芪益气温补肾阳；炒白术、鸡内金健脾消食和胃。全方寒热并用、消促结合，共奏滋阴清热、活血祛痰调经之功。

案2：

孙某，女，28岁。2018年10月23日初诊。

主诉：月经后期十余年。

病史：患者平素心烦，口干，饮食正常，大小便正常，多梦。末次月经10月13日，行经5～6日，月经量正常，带下量正常。舌质红，苔薄白，脉弦细。$G_0P_0A_0$。10月16日辅助检查：卵泡刺激素为4.81 mIU/mL，黄体生成素为12.82 mIU/mL，睾酮为50.5 ng/dL，泌乳素为13.17 ng/mL。彩超示：双侧卵巢小卵泡数增多。

西医诊断：①月经后期；②多囊卵巢综合征待查。

中医诊断：月经后期。

中医辨证：肝郁肾虚。

治则：疏肝解郁、理气活血、健脾补肾。嘱治疗期间禁妊娠。

处方：柴胡12 g，当归15 g，炒白芍15 g，川芎12 g，熟地黄15 g，制香附15 g，郁金15 g，桃仁12 g，红花9 g，黄芪30 g，炒白术15 g，菟丝子20 g，淫羊藿20 g，木香15 g，知母10 g。6剂，每日1剂，水煎服。

2018年11月17日二诊：诉口干、心烦缓解，精神体力好转，月经未至。给予地屈孕酮，每日2次，每次10 mg，用5日，嘱查胰岛功能；复查睾酮及甲功三项。以上方加减继续服用中药。

2018年12月27日三诊：末次月经12月22日，量较前略少。检查胰岛功能示：空腹胰岛素10.4 mmol/L，餐后60分钟胰岛素181 mmol/L，餐后120分钟胰岛素120 mmol/L；甲状腺功能检查示：促甲状腺激素为19.7 μIU/mL；睾酮为66.56 ng/dL。诊断为多囊卵巢综合征并胰岛素抵抗。中西医结合治疗，给予达英35联合二甲双胍缓释片治疗3个月，并给予优甲乐（左甲状腺钠片）治疗。随症加减，继续服药治疗。守上方去郁金，加党参15 g，每日1剂，水煎服。月经期服少府逐瘀颗粒，3个月后复查各项指标。

2019年3月23日四诊：末次月经3月20日，3月22检查生化显示：卵泡刺激素为8.5 mIU/mL，黄体生成素为6.5 mIU/mL，睾酮为31 ng/dL，雌二醇为60.2 pg/mL，孕酮为0.27 ng/mL，泌乳素为14.8 ng/mL，HCG＜0.5

mIU/mL。胰岛素检查：空腹胰岛素8.52 mmol/L，餐后60分钟胰岛素109 mmol/L，餐后120分钟胰岛素86 mmol/L。 B超示：轻度多囊样改变。继服中药疏肝健脾补肾，下个月考虑试孕。

2019年4月28日五诊：末次月经4月20日，行经5日。4月26日生化检查示：促甲状腺激素为1.66 μIUmL，游离三碘甲状原氨酸为5.01 pg/mL，游离甲状腺素为17.5 ng/dL。中西医结合治疗促孕。

处方1： 克罗米芬50 mg，月经来潮第5日服用，每日1次，连用5日。

处方2：给予中药人工周期三步法。

给予两个周期中、西药周期疗法，顺利怀孕。并给予中西药保胎治疗，顺利分娩。

【按】本例患者以月经后期、不孕就诊，有多囊卵巢综合征病史，就诊时内分泌检查提示患者雄激素不高，结合病史，患者心烦、多梦，辨证为肝郁肾虚，给予疏肝解郁、理气活血、健脾补肾中药治疗。月经未来潮，给予地屈孕酮促进月经来潮，并建议患者进行胰岛功能、内分泌测定。检查结果提示，患者胰岛素抵抗，雄激素升高，甲状腺功能减退，当先纠正这些病变。继续给予疏肝补肾中药，并给予西药二甲双胍、达英35、优甲乐等积极治疗原发病。连续治疗3个月后，复查各项指标正常。即促进受孕，给予中药人工周期三步法，西药克罗米芬促排卵，治疗两个月经周期，患者顺利怀孕。然后进行中西医保胎治疗。本病例体现病症结合、中西医结合，预培其损，先其时保胎的思想。孕前先治疗基础病，中医的证与西医的病有机结合，疏肝解郁，益气补肾，为孕育奠定基础。多囊卵巢综合征患者流产率较高，注重先其时保胎，在黄体期即给予健脾补肾中药。步步紧扣，成功受孕，保胎至3个月。随访成功分娩。

（三）卵巢早衰

李某，女，30岁。2018年10月18日初诊。

主诉：月经后期50余日。

病史：患者平时月经不规律，10～50日一行，经期3～4日，量少，色暗红，无血块。伴腰酸，乳胀痛，心烦。末次月经在8月，具体日期不详。行经5日，量同前。平时乏力，口干，口苦，心烦，畏寒，食辛易热，腰膝酸软，带下量少，偶有潮热，食后腹胀，大小便正常，睡眠正常。舌质红，苔薄白，脉弦细。$G_1P_1A_0$。2017年行乳腺纤维瘤手术。2018年10月16日检查内分泌示：卵泡刺激素为153.3 mIU/mL，雌二醇为5 pg/mL，抗苗勒管激素为0.14 ng/mL。

西医诊断：卵巢早衰。

中医诊断：闭经。

中医辨证：阴虚阳亢、肾虚血瘀。

治则：滋阴潜阳、活血化瘀。嘱其治疗期间禁妊娠。

处方：盐黄柏10 g，知母12 g，黄连6 g，熟地黄15 g，生山药30 g，山茱萸15 g，当归15 g，白芍15 g，菟丝子20 g，淫羊藿20 g，鹿角霜12 g，制香附15 g，桃仁12 g，烫水蛭6 g，生龙骨、生牡蛎各20 g，黄芪30 g，炒白术15 g，鸡内金12 g。12剂，每日1剂，水煎服。

2018年11月1日二诊：服上药平稳，大便正常，纳食正常，口干减轻，心烦缓解，脉细，舌质淡红，苔薄白。守上方改盐黄柏6 g，黄连3 g，菟丝子24 g，淫羊藿24 g。12剂，每日1剂，水煎服。

2018年11月15日三诊：服上药平稳，口干消失，心烦基本消失，已有少量白带，乏力减轻，脉细，舌质淡红，苔薄白，大便正常。守上方去黄连，加益母草30 g；改菟丝子为30 g，淫羊藿为30 g。12剂，每日1剂，水煎服。

患者连续服用中药汤剂加减治疗，已有白带，各种不适症状已消失。

2019年3月30日来诊：末次月经3月3日，行经5日，月经量正常，有白带，纳可，大便正常，心烦偶尔，脉小弦，舌质淡红，苔薄白。查内分泌6项指标均正常。继续以上方加减治疗。

2019年5月9日来诊：末次月经4月22日，行经5日，月经量正常，白

带已正常，舌质偏红，苔薄白。患者欲生育二胎，嘱停药备孕，继续随
访已怀孕，顺利分娩一婴儿。

【按】卵巢早衰是指妇女在月经初潮以后到40岁以前，由于卵巢内
卵泡耗竭或医源性损伤导致卵巢功能衰竭，引起月经失调、性欲减退、
性功能下降、不孕、围绝经期综合征等一系列症状的疾病，具有高促性
腺激素及低雌激素等特征。中医无卵巢早衰之名，常以"闭经""围绝
经期综合征""不孕""血枯"而论。认为卵巢早衰多因素体阴血亏
损；或房劳多产；或情志内伤，气火伤阴；或大病久病，穷必及肾；或
药物、手术等，导致肾阴精亏损，瘀血内阻所致，其本在肾，常波及
心、肝、脾三脏。肾虚又以肾阴亏损，阴虚阳亢为多见。肾阴精亏损则
月经后期、闭经。带下为精之余，肾精不足，带下量少。阴虚阳亢，肝
气偏旺，则心烦、潮热。肝疏泄失常，则气滞血瘀。以自拟方滋阴护巢
方加减，方中以熟地黄、生山药、山茱萸滋补肾阴；当归、白芍养血；
盐黄柏、知母、黄连清虚热；制香附、桃仁、烫水蛭理气活血；生龙
骨、生牡蛎以平肝潜阳，敛上浮之阳气；菟丝子、淫羊藿、鹿角霜温补
肾阳、阳中求阴；黄芪补气；炒白术、鸡内金健脾和胃。本方寒热并
用、滋阴养血、活血调经。

治疗此病不急于其月经来潮，注重其阴精的恢复，观察其白带情
况，适时加入活血通经药物，使肾阴精充盛、气血畅通，则月经正常、
受孕有期。

（四）输卵管不通

朱某，女，31岁。2012年1月25日初诊。

主诉：2年未避孕至今未孕。

病史：该患者平素月经规律，约38日一行，经期6日，量色正常，少
量血块，带下量多、色黄，偶有下腹痛。末次月经1月11日。其夫生殖功
能正常。2012年1月行输卵管造影检查示：双侧输卵管阻塞。

西医诊断：①双侧输卵管梗阻；②不孕症。

中医诊断：继发不孕。

中医辨证：湿热血瘀。

治则：活血化瘀、清热利湿解毒、疏通胞脉、软坚散结。嘱治疗期间禁妊娠。

处方：桃仁12ｇ，红花9ｇ，当归15ｇ，川芎12ｇ，赤芍15ｇ，三棱30ｇ，莪术30ｇ，王不留行30ｇ，路路通30ｇ，薏苡仁30ｇ，蒲公英30ｇ，败酱草30ｇ，桂枝12ｇ，黄芪30ｇ，木香15ｇ。6剂，每日1剂，水煎服。配合中药理疗，经期停用。

2012年1月31日二诊：带下量多好转，述胃脘不适，上方加苏梗15ｇ，砂仁6ｇ（后下）。6剂，每日1剂，水煎服。

服上方随症加减治疗3个月，经输卵管造影检查双侧输卵管通畅，继续治疗2个月后停药试孕。

2012年8月30日三诊：末次月经7月20日，现停经41日，自测尿HCG（阳性），B超示：宫内孕囊30 mm×21 mm，胚芽长10 mm，可见原始心管搏动。即转用中药补肾安胎治疗。后足月分娩1婴儿，体重3200ｇ，体健。

【按】输卵管不通不孕多因引产、人工流产术、经期等，胞门未闭，余血未净之际，复感湿热寒之邪，致湿热寒与血相搏结，气血凝滞，湿热寒瘀互结胞脉，胞脉瘀阻，致两精不能相合而致不孕。治疗以活血化瘀、清热利湿解毒、疏通胞脉、软坚散结为基本治疗原则。以自拟方通管汤加减。方中桃仁、红花、赤芍、当归、川芎活血祛瘀；三棱、莪术破血祛瘀、软坚散结；路路通、王不留行活血消癥，疏通胞脉；蒲公英、薏苡仁、败酱草清热解毒利湿；佐以桂枝，取其助阳通络，且其温通之性能遏制方中清热药的凉性；木香理脾胃之气；病久正气必虚，用黄芪补益正气，防止攻伐太过。本病日久，寒湿热瘀邪互结，胶结难解，易积成形，故配合中药理疗祛除病邪。

（五）中药促进试管婴儿成功

欧阳某某，女，32岁。2019年8月8日初诊。

主诉：2次体外受精-胚胎移植未成功，继发不孕2年。

病史：患者平素月经规律，30日一行，经期7日，量中等，色鲜红、无血块，痛经，腰酸，乳胀，末次月经8月7日，现月经来潮第2日，量同前。2018年3月25日，因胚胎质量差，移植未着床。2019年7月22日，再次移植未着床，无冻胚。平素头晕、乏力、口苦、畏寒，经期有潮热，带下正常，大小便正常，睡眠平常，舌质红，苔厚腻，脉弦。$G_1P_0A_1$，2012年人工流产1次。2017年进行宫腔镜下输卵管通液术、内膜息肉摘除术。2018年10月15日B超下输卵管造影结果为右侧输卵管通而不畅、左侧输卵管不通。

西医诊断：继发不孕。

中医诊断：不孕症。

中医辨证：肾精气亏损、兼气滞血瘀。

治则：补肾填精、理气活血。嘱治疗期间禁妊娠。

处方：熟地黄10 g，山药30 g，山茱萸15 g，枸杞子15 g，菟丝子20 g，丹参15 g，制香附15 g，桃仁12 g，红花6 g，蒲公英30 g，淫羊藿20 g，醋龟板10 g，鹿角霜10 g，鸡内金12 g，木香15 g，当归15 g，黄芪30 g，炒白术15 g。5剂，每日1剂，水煎服，月经来潮第5日服用。

2019年8月24二诊：以上方改菟丝子30 g，淫羊藿30 g，又服6剂。配合妇炎康复片，每日3次，每次5片；少腹逐瘀胶囊，每日3次，每次3粒，服15日。黄体期治宜健脾补肾、理气活血。

处方：黄芪30 g，党参15 g，炒白术15 g，熟地黄15 g，生山药30 g，枸杞子15 g，柴胡12 g，制香附10 g，丹参15 g，桃仁10 g，蒲公英30 g，续断15 g，桑寄生15 g，菟丝子30 g，淫羊藿30 g，木香15 g，鸡内金12 g。10剂，每日1剂，水煎服。经期给予少腹逐瘀颗粒，每日3次，每次1袋，服3日。

2019年9月26日三诊：末次月经9月5日，行经6日，量正常。月经干净后，以上方案，随症加减，治疗1个月经周期。纳可，大便正常，口干、心烦，舌质偏红，苔薄白。

2019年10月12日四诊：末次月经10月7日。10月10日用达菲林（注射用醋酸曲普瑞林），计划11月12～13日促排。用上药出现口干、舌质红、苔薄干。证属阴虚内热，治宜滋阴清热。

处方：盐黄柏10 g，知母10 g，熟地黄10 g，生山药30 g，山茱萸10 g，当归10 g，炒白芍10 g，石斛10 g，玉竹10 g，丹参15 g，菟丝子15 g，淫羊藿15 g，炒白术15 g，鸡内金9 g。12剂，水煎服，每日1剂。

2019年10月26日五诊：进入人工周期，促进卵泡生长。

处方：生地黄10 g，熟地黄10 g，生山药20 g，山茱萸15 g，当归10 g，炒白芍10 g，枸杞子15 g，石斛10 g，玉竹10 g，丹参15 g，菟丝子15 g，淫羊藿15 g，醋龟板10 g，炒白术15 g，鸡内金9 g。10剂，每日1剂，水煎服。

2019年11月9日六诊： 服中药无不适，给予中药人工周期二步法。

处方1：熟地黄20 g，生山药30 g，山茱萸15 g，枸杞子15 g，玉竹15 g，石斛15 g，丹参15 g，菟丝子30 g，淫羊藿30 g，醋龟板12 g，鹿角霜12 g，肉苁蓉20 g，炒白术15 g，鸡内金12 g。10剂，每日1剂，水煎服。

处方2：黄芪30 g，党参15 g，炒白术15 g，生地黄10 g，熟地黄10 g，枸杞子15 g，菟丝子30 g，续断15 g，桑寄生15 g，黄芩15 g，旱莲草10 g，苏梗15 g，砂仁（后下）5 g。8剂，每日1剂，水煎服，移植前服。

2019年11月28日七诊：昨日移植。六诊"处方2"5剂，每日1剂，水煎服。

2019年12月12日八诊：脉滑。12月10日：血HCG386.94 mIU/mL，中西医保胎治疗。2020年1月4日复诊：B超：宫内见胚芽，胎心 。

【按】患者已行两次试管皆因胚胎质量差，未着床而以失败告终。肾主生殖，过度刺激卵泡排卵，使肾精过度耗损，两次试管失败，可知患者为肾精亏损偏重之人。加之患者输卵管不通，进行内膜息肉摘除术。说明患者不仅种子有问题，道路和土壤皆有问题，不仅存在肾精不足，而且还有血瘀湿热瘀阻的情况，辨证为肾精不足，湿热瘀毒证。虚实夹杂，而以虚为主，给予中成药妇炎康复片与血府逐瘀胶囊祛湿热瘀实邪，予成药以求缓图。中药分阶段治疗。卵泡期以左归丸为基础方加减治疗，熟地黄、山药、山茱萸、枸杞子滋补肾阴；菟丝子、淫羊藿、鹿角霜温润填精、温补肾阳；醋龟板养阴之时还有软坚散结之功；当归、黄芪补气养血；制香附、桃仁、红花理气活血祛瘀；炒白术、鸡内金、木香健脾消食。黄体期治宜健脾补肾、理气活血，顺应肾阴阳转化规律。方中熟地黄、生山药、枸杞子、续断、桑寄生、菟丝子、淫羊藿补肾阴，温肾阳，阴阳并补，使肾精气充盛；黄芪、党参、炒白术健脾益气；柴胡、制香附、丹参、桃仁、蒲公英理气活血解毒；木香、鸡内金理气消食。经期给予少腹逐瘀颗粒，促进瘀血排出。两方应用尤重补肾，使肾精气充盛，气血充足，瘀血湿毒消除，气血畅通，为下次胚胎移植做好准备。进入周期后，根据不同的阶段，配合不同的中药治疗，降调阶段，治宜滋阴清热；促卵泡生长阶段，治宜滋阴养血、补肾填精；移植前、移植后，治宜健脾补肾安胎。不同阶段，采用不同治法，促进移植成功。

（六）宫腔粘连分离术后妊娠

杜某，女，33岁。2019年6月20日初诊。

主诉：不孕3年。

病史：患者12岁初潮，月经30～40日一行，行经5～6日干净，量中等，色鲜红、有血块，腰酸，乳胀，心烦。末次月经6月13日，量较前少。近期心情放松后，未服药，月经规律，月经27～30一行，行经6日。平素口苦，怕热，易上火，手足凉，带下量正常、色白，纳食正常，大便1～3日一次、不成形，入睡困难，脱发较重，易胖。舌质红，有裂纹，苔厚腻。$G_0P_0A_0$，2017年8月试管婴儿失败(胚胎质量差，未着床)。B超下造影：宫腔粘连带，双侧输卵管通畅。月经来潮第3日内分泌检查正常。6月19日行宫腔镜：行宫腔粘连分离术。宫腔形态大致正常，可见双侧输卵管开口。

西医诊断：原发不孕症。

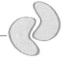

中医诊断：不孕症。

中医辨证：血瘀肾虚。

治则：化瘀通脉、软坚散结、清热解毒、益气温阳。嘱治疗期间禁妊娠。

处方：桃仁6 g，红花6 g，当归10 g，川芎10 g，赤芍10 g，三棱10 g，莪术10 g，王不留行30 g，路路通30 g，生薏苡仁30 g，蒲公英30 g，败酱草30 g，桂枝12 g，黄芪30 g，木香15 g，田三七末4 g（冲服）。6剂，每日1剂，水煎服。

2019年7月4日二诊：服上药平稳，大便质软，每日1次，阴道出血少量，小腹隐痛，舌质淡红，苔薄白。守上方改桃仁12 g，三棱20 g，莪术20 g，去田三七，加桂枝12 g。6剂，每日1剂，水煎服。

2019年8月1日三诊：以上方随症加减治疗，末次月经7月30日，现月经来潮第3日，量正常。经前心烦，其他不适明显减轻。

患者选择自然妊娠，给予中药周期疗法促进妊娠，调治两个月经周期，患者顺利怀孕。后电话随访顺利分娩。

【按】本案患者虚实夹杂，当首辨虚实，既有肾精不足之虚，又有输卵管通而不畅，宫腔粘连带之实，虚实夹杂，当辨清虚实轻重，分阶段治疗，先祛实，以活血破瘀，软坚散结，畅通胞脉为主。给予桃仁、红花、赤芍活血祛瘀；三棱、莪术理气活血破瘀、软坚散结；王不留行、路路通畅通胞脉；蒲公英、败酱草清热解毒消痈；黄芪、桂枝合用助阳益气，促进胞脉畅通。后给予中药人工周期三步法，促进妊娠，患者顺利妊娠。

六、复发性流产

案1：

陈某，女，26岁。2017年11月18日初诊。

主诉：胚胎停育2次，调理备孕。

病史：患者先后于2016年6月、2017年8月皆在妊娠2个月余，胚胎停止发育。月经33日一行，行经6日，量中等，有血块，痛经。末次月经11月4日，行经5日，量正常。$G_2P_0A_2$。现症见腰酸痛，足跟痛，畏寒，口干口苦，纳可，眠可，二便调，带下色黄。舌质偏红，苔薄白，脉略弦。染色体检查提示：胚胎多1条染色体；男女双方染色体正常。

西医诊断：复发性流产。

中医诊断：滑胎。

中医辨证：肾精气亏损、气血不足。

治则：补肾健脾、益气养血。嘱治疗期间禁妊娠。

处方1：男方给予中成药五子衍宗丸口服。

处方2：黄芪30 g，红参10 g，炒白术15 g，熟地黄20 g，当归15 g，川芎12 g，炒白芍15 g，制香附15 g，丹参15 g，菟丝子24 g，淫羊藿24 g，鹿角霜12 g，续断15 g，杜仲15 g，木香15 g，黄芩15 g。6剂，每日1剂，水煎服。女方服。

2017年11月25日二诊：服上方平稳，偶有心烦，口不干，纳可，大便正常。初诊中药方8剂，每日1剂，水煎服。

2018年3月17日三诊：末次月经3月12日，行经5日，量正常。上方随症加减，治疗3个月，期间配合口服妇炎康复片，每月治疗10日。男方坚持口服五子衍宗丸治疗。

预培其损阶段治疗3个月后，促进妊娠。给予中药人工周期三步法治疗2个月经周期，患者怀孕，后继续给予中西医保胎治疗。电话随访，成功分娩一女婴。

【按】患者曾2次孕2个月余，因胚胎停止发育而行人工流产术，西医认为引起复发性流产的病因复杂，目前已经确定的病因主要有内分泌异常、免疫因素、血栓前状态形成等，患者在第2次怀孕之前已进行全面检查，并进行调理，但是再次出现了孕两月余时胎停的情况。滑胎的发生多因肾脾两虚、肾精亏虚、气血虚弱、瘀血、痰湿、湿毒伤及胞宫。治疗本病，可分预培其损，促进妊娠，保胎三个阶段，并注重首辨虚实之轻重。本案患者2次胚胎停育，现症见腰酸痛，足跟痛，畏寒，口干口苦，以虚为主，兼有实邪。认为肾脾两亏，气血虚弱是本病的主要病机。若肾的精气不充，肾封藏失职，则胎元失养，胎气不固。脾为后天之本，气血化生之源，脾虚气血化生不足，胎失所养，当以补肾健脾，益气养血为主。方中黄芪、红参、炒白术健脾益气；熟地黄、当归、川芎、炒白芍养血；菟丝子、淫羊藿、鹿角霜温润填精、大补肾精；续断、杜仲补肾固冲、强腰健骨；制香附、丹参理气活血，使气血畅通；木香醒脾，补而不腻；黄芩兼顾清热。全方配伍，补中有活。患者2次人工流产术，易导致湿热淤毒之邪留滞于胞脉。故给予妇炎康复片清热利湿、化瘀止痛，祛除体内湿热瘀之邪，每月用药10日即可，多用恐耗伤气血。男精壮，女经调，有子之道也，所以强调男女同治，给予男方五子衍宗丸平调肾之阴阳。预培其损阶段，男女双方连续用药3个月，使女方肾气充盛、气血充足、湿热瘀得消、气血畅通，男方肾精充盛，为再次妊娠打下了良好的基础。第二阶段给予中药周期疗法促进其怀孕，2月后患者怀孕，后继续给予中西医保胎治疗。

案2：

杨某，女，32岁。2020年4月9日初诊。

主诉：复发性流产2次。

病史：患者平素月经周期规律，30日一行，行经6日，经量中等，色暗，有血块，痛经，小腹发凉。末次月经4月3日，行经6日，经量正常。2018年11月妊娠11周胚胎停育。2019年10月妊娠50日时胚胎停育。现症见畏寒，口干，饮食正常，二便正常，白带正常，舌质淡红，苔薄白，脉弱。

西医诊断：复发性流产。

中医诊断：滑胎。

中医辨证：脾肾两虚、气血不足。

治则：健脾补肾、益气养血。嘱治疗期间禁妊娠。

处方：黄芪30 g，红参10 g，炒白术15 g，当归15 g，川芎6 g，炒白

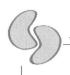

芍15g，生地黄10g，熟地黄10g，制香附10g，丹参15g，菟丝子30g，淫羊藿30g，续断15g，鹿角霜12g，桑寄生15g，知母10g，木香15g。6剂，每日1剂，水煎服。

同时服用妇炎康复片，每日3次，每次5片；血府逐瘀胶囊每日3次，每次3粒，共服15日。经期服用少腹逐瘀颗粒，每日3次，每次1小袋，服3日。

2020年7月9日二诊：以上方加枸杞子15g，杜仲15g，经前加益母草30g，并随症加减治疗3个月。男方在治愈精液不液化后，给予五子衍宗丸补肾填精。末次月经2020年7月28日，行经5日，经量正常。给予中药人工周期三步法治疗2个月经周期。

2020年10月31日三诊：末次月经9月24日。查血β-HCG阳性，采用中西医结合保胎治疗，12月17日彩超提示：宫内单活胎，胎儿发育正常。

【按】复发性流产是指与同一性伴侣发生连续两次或两次以上自然流产，本病为妇科常见病、疑难病。归属于中医"滑胎""堕胎""屡孕屡坠"等范畴。治疗本病多从妊娠病生理病理特点出发，根据预培其损理论，结合现代西医学检查手段，分预培其损，促进妊娠，先其时安胎元，保胎三个阶段。本病案男女双方以肾脾两虚，肾精亏虚，气血虚弱为主，瘀湿毒瘀结胞宫为辅，虚实夹杂共同致病。在预培其损阶段，孕前3个月男女双方共同治疗。女方以健脾补肾，益气养血为主，以泰山磐石散合寿胎丸加减，方中黄芪、红参、炒白术健脾益气；当归、川芎、炒白芍、生地黄、熟地黄乃四物汤养血；熟地黄、生山药、枸杞子滋补肾阴；菟丝子、淫羊藿温润填精；续断、桑寄生、鹿角霜温补肾阳；制香附、木香、丹参理气活血；蒲公英清热解毒。全方配伍补而不滞。并给予妇炎康复片、血府逐瘀胶囊祛除湿毒瘀血。男方同时给予补肾填精中药治疗。用药后患者精神状态明显好转。并嘱患者调畅情志，合理饮食，适当运动，并在预培其损阶段再次进行各方面检查，排除影响因素，并积极治疗。在促孕阶段，给予中药周期三步法治疗，以补肾填精、促进卵泡发育；当卵泡发育成熟，应补肾活血、促进卵泡破裂，并指导患者同房；排卵后给予补肾健脾安胎中药，一方面促进着床，一方面有先其时保胎之意。在保胎阶段，中西医结合治疗。中药继续给予健脾补肾安胎中药。三个环节相互联系，环环相扣。随访患者顺利分娩。

七、阴道炎、盆腔炎

案1：

王某，女，38岁。2020年11月12日初诊。

主诉：小腹痛3个月。

病史：患者于3个月前劳累后饮冷饮出现小腹疼痛，有灼热感，平卧时加重，平素带下色黄量多。时有胃脘胀，大便正常，舌质红，苔薄黄，脉弦。B超示：宫颈囊肿，右附件区囊性回声。妇科检查提示：双附件区压痛。

西医诊断：慢性盆腔炎。

中医诊断：妇人腹痛。

中医辨证：湿热瘀结。

治则：清热解毒、理气活血止痛。嘱治疗期间禁妊娠。

处方：当归15 g，川芎12 g，制香附15 g，柴胡12 g，延胡索15 g，制乳香6 g，制没药6 g，桃仁12 g，赤芍15 g，生薏苡仁30 g，蒲公英30 g，败酱草30 g，三棱10 g，莪术10 g，桂枝12 g，炒白术20 g，苏梗15 g，木香15 g。5剂，每日1剂，水煎服。

2020年11月26日二诊：小腹痛消失。以上方加减再服6剂，巩固疗效。

【按】慢性盆腔炎多因经期、产后，胞门未闭，余血未尽之际，复感湿热寒邪，致湿热寒邪与血相搏结，气血凝滞，湿热寒瘀互结胞宫而发病。本例患者平素带下色黄量多，乃湿热内蕴之人，复因劳累后饮凉饮，血液瘀滞，湿热瘀血互结于小腹，不通则痛。以自拟方炎克康方加减。方中桃仁、赤芍、当归、川芎活血化瘀；生薏苡仁、蒲公英、败酱草清热利湿解毒；制香附、柴胡、延胡索、制乳香、制没药、木香理气活血止痛；湿热瘀结下焦，易积成形，故以三棱、莪术软坚散结；桂枝温通血脉；炒白术、苏梗健脾理气。全方共奏清热利湿、化瘀散结、理气止痛之效，使湿热清、瘀血去，则小腹痛自消。

案2：

乔某，女，45岁。2019年5月23日初诊。

主诉：小腹胀痛、腰酸乏力1周。

病史：患者平素乏力、口干、心烦，怕热，腰膝酸软，带下量多、色白质黏稠。末次月经5月5日，行经2日，量少。月经25日一行，月经量少，色暗红、无血块，无痛经，腰酸，心烦，经期小腿酸胀。饮食正常，二便正常，睡眠正常，舌质淡红，苔薄黄，有齿痕，脉弦。彩超示：子宫及双侧附件区未见明显异常，内膜4 mm。

西医诊断：慢性盆腔炎。

中医诊断：妇人腹痛。

中医辨证：湿热瘀血互结。

治则：清热利湿、活血止痛。嘱治疗期间禁妊娠。

处方：当归15 g，川芎12 g，赤芍15 g，桃仁12 g，制香附15 g，延胡索15 g，制乳香6 g，制没药6 g，三棱20 g，莪术20 g，生薏苡仁30 g，蒲公英30 g，败酱草30 g，桂枝12 g，木香15 g。6剂，每日1剂，水煎服。

2019年6月13日二诊：服上药后小腹痛消失，下肢有酸胀感。白带量由多变少，末次月经6月3日，行经5日，量少同前。以上方加黄芪20 g，6剂，每日1剂，水煎服。

2019年6月20日三诊：自诉服上药，小腹痛消失，下肢酸胀感消失，偶尔有腰酸。继续给予上方改黄芪30 g，三棱30 g，莪术30 g。7剂，2日1剂，水煎服，巩固疗效。

【按】中医学认为慢性盆腔炎的病因病机多责之于湿热瘀血互结

胞宫，不通则痛。用自拟炎克康方，方中以川芎、赤芍、桃仁、当归活血化瘀；生薏苡仁、蒲公英、败酱草清热利湿解毒；制香附、延胡索、制乳香、制没药、木香理气活血止痛；湿热瘀结下焦，易积成形，故以三棱、莪术软坚散结；桂枝温通血脉；久病正气亏虚，故以黄芪补气扶正。全方共奏清热利湿、化瘀散结、理气止痛之效。治疗后小腹痛消失。

案3：

刘某，女，41岁。2019年6月15日初诊。

主诉：白带量多质稠，有异味数年。

病史：平素月经周期规律，28～29日一行，量中等，色暗红，有血块，痛经，腰酸，经前一周乳胀。末次月经6月8日，行经5日，月经量同前。现症见带下量多、色白、质稠、有腥臭味，阴道瘙痒，偶有小腹下坠痛。饮食不规律，二便正常，入睡困难。心烦，怕热，易上火，腰膝酸软，舌质红，苔黄腻，脉小滑。$G_3P_2A_1$，十余年前已行输卵管结扎术。

西医诊断：阴道炎。

中医诊断：带下病。

中医辨证：湿热下注。

治则：清利湿热、燥湿止带。

处方1：苦参30 g，蛇床子30 g，黄柏30 g，丁香15 g，黄连15 g，枯矾6 g，白鲜皮30 g，金银花15 g。3剂，1剂水煎2次，每日1次，外洗。

处方2：黄柏15 g，茵陈30 g，生栀子15 g，生地黄10 g，瞿麦15 g，泽泻20 g，车前草30 g，赤芍10 g，丹参10 g，芡实20 g，生白术20 g，竹叶12 g，白茅根20 g。6剂，每日1剂，水煎服。

保妇康栓，阴道给药，每日1次，用7日。

2019年6月23日二诊：阴道瘙痒消失，白带量明显减少，舌质偏红，苔白腻。继续上方外洗药物，2剂，每日1次，水煎外洗。初诊处方2加白果10 g。6剂，每日1剂，水煎服。

【按】本案患者为带下病，西医多认为本病为阴道微生态环境紊乱，感染各种病原体而致病。外阴阴道与尿道肛门毗邻，局部潮湿，易受污染，生育期妇女性活动较频繁，且外阴阴道是分娩宫腔操作的必经之道，容易受到损伤及外界病原体的感染。中医认为带下病多责之于湿邪，湿邪黏滞、易袭阴位，湿毒之邪内侵胞宫，任脉损伤，带脉失约而为带下。本案患者辨证为湿热下注，应清利湿热、燥湿止带为主。给予内、外并治法，外洗加阴塞缓解局部症状，口服中药祛除体内湿热之邪。方中黄柏、茵陈、生栀子清热解毒；瞿麦、车前草、泽泻、白茅根、竹叶清利湿热；赤芍、丹参凉血化瘀；芡实、生白术健脾补肾止带；生地黄养阴清热。全方共奏清利湿热、燥湿止带之功。虽病数年，但依然收到较好的疗效。

八、癥瘕

案1：

李某，女，32岁。2018年4月10日初诊。

主诉：发现卵巢囊肿10日。

病史：患者平素月经规律，26～30日一行，行经6～7日，经量偏少。无痛经，经行乳胀7日。末次月经3月24日，行经6日，量同前。平素压力大，心烦，小腹无疼痛，带下色黄量多，饮食正常，二便正常，舌质淡红，苔薄白，脉弦。4月1日彩超示右侧卵巢囊肿46 mm×50 mm，透声好。

西医诊断：卵巢囊肿。

中医诊断：癥瘕。

中医辨证：痰瘀互结。

治则：活血化痰、软坚散结。嘱治疗期间禁妊娠。

处方：桂枝12 g，桃仁12 g，赤芍15 g，三棱20 g，莪术20 g，土鳖虫10 g，烫水蛭6 g，生薏苡仁30 g，蒲公英30 g，败酱草30 g，生牡蛎

30 g，浙贝母12 g，冬瓜皮30 g，茯苓15 g，黄芪30 g，续断15 g，制香附15 g，柴胡12 g。6剂，每日1剂，水煎服。

2018年4月17日二诊：大便略溏，上方加炒白术15 g，益母草30 g。7剂，每日1剂，水煎服。

2018年4月30日三诊：末次月经4月25日，行经6日，经量较前增多。上方去益母草。10剂，每日1剂，水煎服。

2018年6月17日四诊：以上方随症加减治疗1个月余，复查B超示右侧卵巢囊肿消失。

【按】本案患者平素压力大，心烦，经行乳胀7日，乃是肝气郁结之人。肝气郁结、气滞血瘀，则瘀血内停；气机不畅、水湿内停，则带下量多。聚湿成痰，痰瘀互结，渐积成癥。治以活血化痰、软坚散结。以自拟消癥方加减。方中桃仁、赤芍活血化瘀；三棱、莪术、土鳖虫、烫水蛭活血破瘀、软坚散结；生牡蛎、浙贝母、冬瓜皮、茯苓化痰利湿；生薏苡仁、蒲公英、败酱草清热解毒；柴胡、制香附疏肝理气；桂枝温通血脉；黄芪、续断益气温肾助阳、扶正祛瘀。全方共奏活血化痰，软坚散结，清热解毒，益气温肾之效。连续治疗2个月，右侧卵巢囊肿消失。

案2：

江某，女，41岁。2019年11月6日初诊。

主诉：发现盆腔包块10余日。

病史：平素月经周期规律，28～30日一行，行经5～7日，经量中等。末次月经10月13日，经量同前，无腹痛等明显不适。2019年10月彩超示右侧附件区74 mm×21 mm无回声区。1年前行巧克力囊肿剥离术。

西医诊断：子宫内膜异位症（巧克力囊肿）。

中医辨证：血瘀。

治则：活血消癥。以消癥方加减治疗。嘱治疗期间禁妊娠。

处方：桂枝12 g，桃仁12 g，赤芍15 g，三棱20 g，莪术20 g，土鳖虫10 g，制鳖甲12 g，皂刺20 g，冬瓜皮30 g，泽泻20 g，黄芪30 g，续断

15 g，生薏苡仁30 g，败酱草30 g，半枝莲15 g，木香15 g。6剂，每日1剂，水煎服。

2019年11月14日二诊：服上药平稳，大便正常。守上方改皂刺30 g，取6剂，每日1剂，水煎服。以上方随症加减，继续服药2个月经周期。

2020年1月2日三诊：末次月经12月23日，行经7日，量正常。现复查B超示右侧附件区39 mm × 13 mm无回声区，较前包块明显缩小。继续守上方治疗。

【按】本例患者中医诊断为癥瘕，辨证为血瘀，本病的发生多因经期产后，胞脉空虚之际，房事不洁或外邪侵袭，凝滞气血；或暴怒伤肝，气逆血留，瘀血内停，渐积成瘕。治疗本病多选用活血祛瘀、利湿化浊、温阳行气利水之药，以自拟消癥方加减。桃仁、赤芍活血化瘀；三棱、莪术、皂刺、土鳖虫、制鳖甲活血破瘀，软坚散结；半枝莲、败酱草清热解毒；冬瓜皮、泽泻、生薏苡仁利水渗湿；桂枝温通血脉；黄芪补气；续断温肾助阳，扶正祛瘀；木香理脾胃之气。全方共奏活血化瘀、软坚散结、清热解毒、益气助阳之效。

案3：

谢某，女，29岁。2020年1月4日初诊。

主诉：发现子宫肌瘤2个月。

病史：患者平素月经规律，周期28日，经期3～5日，量偏少，色暗有血块，经期腰酸腹痛明显，$G_3P_0A_3$，近2年行3次人工流产术。半年前行末次人工流产术。2个月前体检时发现子宫肌瘤（位于子宫前壁肌层，大小约38 mm × 36 mm × 33 mm）饮食、睡眠、二便可，舌质暗，边有瘀点，舌苔薄白，脉弦细。

西医诊断：子宫肌瘤。

中医诊断：癥瘕。

中医辨证：肾虚血瘀。

治则：补肾活血、消癥散结。嘱治疗期间禁妊娠。

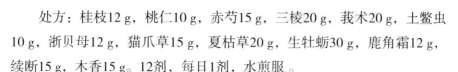

处方：桂枝12 g，桃仁10 g，赤芍15 g，三棱20 g，莪术20 g，土鳖虫10 g，浙贝母12 g，猫爪草15 g，夏枯草20 g，生牡蛎30 g，鹿角霜12 g，续断15 g，木香15 g。12剂，每日1剂，水煎服。

2020年1月30日二诊：服药后无明显不适。一周前月经来潮，经期6日，量正常，色鲜红，腰酸痛经明显减轻，舌脉同前。继续予以上方20剂补肾活血化瘀。

2020年3月5日三诊：诉服上方后无明显不适，月经来潮，经期6日，量正常、色鲜红，腰酸、痛经不明显，无乏力，舌质暗，瘀点明显减少，舌苔薄白，脉弦细。在上方基础上加大化瘀力度。守上方加烫水蛭6 g，16剂，每日1剂，水煎服。

2020年4月2日四诊：2日前复查彩超示子宫肌瘤较前缩小（位于前壁肌层，大小约28 mm×24 mm×21 mm）。服药后无明显不适，此次经期6日，量较前稍增多、色鲜红，腰酸、痛经消失。精神体力好，饮食睡眠大便正常。舌偏暗，脉弦细。继续补肾活血、消癥散结，以上方加减调理2个月。

后复查彩超子宫肌瘤明显缩小（大小约17 mm×18 mm×15 mm），嘱停药定期复查。

【按】癥瘕为病，多由机体正气不足，或外邪侵袭，或内伤脏腑致脏腑功能失常，气机阻滞，瘀血、痰饮、湿邪等有形之邪凝结不散，停聚胞宫而成。凡治癥瘕，当辨虚实，虚证不任攻伐，当先扶正气而后治其病；若形证俱实，宜先攻其病。此患者年纪轻，属形证俱实，可先攻伐其邪。以活血化痰、消癥散结为主，兼顾补肾益气。方中以桃仁、赤芍、土鳖虫活血祛瘀；三棱、莪术破血消癥；浙贝母、生牡蛎、猫爪草、夏枯草化痰散结；续断、鹿角霜温补肾阳；木香理脾胃之气；黄芪益气扶正祛邪。在治疗过程中注意观察患者有无乏力等不耐攻伐情况，及时调整攻邪力度，使邪去而正不伤，疗效明显。

案4：

卢某，女，34岁。2020年12月10日初诊。

主诉：小腹疼痛10日，加重3日。

病史：月经周期规律，28～30日一行，行经4～5日，经量正常，经色暗红，有血块，痛经，末次月经11月6日，行经5日，经量正常。带下正常，小腹疼痛10日，加重3日。平素心烦，口干，口苦，易上火，腰酸困，舌质红，苔薄黄，脉弦。12月5日做B超示右侧附件区可见24 mm×11 mm不均质包块。

西医诊断：①慢性盆腔炎；②包块待查。

中医诊断：①妇人腹痛；②癥瘕。

中医辨证：湿热瘀血互结。

治则：清热解毒、软坚散结、理气化瘀止痛。嘱治疗期间禁妊娠。

处方：当归15 g，川芎12 g，制香附15 g，延胡索15 g，桃仁12 g，赤芍15 g，三棱20 g，莪术20 g，桂枝12 g，生薏苡仁30 g，蒲公英30 g，败酱草30 g，黄芪30 g，续断15 g，木香15 g。6剂，每日1剂，水煎服。

2020年12月19日二诊：小腹疼痛消失，上方改三棱30 g，莪术30 g，加土鳖虫10 g。6剂，每日1剂，水煎服。

2021年1月9日三诊：小腹疼痛未发，月经12月26日来潮，行经5日，经量较前增多，排出较多血块。上方加烫水蛭6 g，6剂，每日1剂，水煎服。

2021年2月4日四诊：以三诊方又服12剂，B超示右侧附件区不均质包块消失。再服上方5剂，2日1剂，巩固疗效。

【按】患者平素心烦、口干、口苦，乃肝气郁结、日久化热、气滞血瘀之人，加之感受湿热之邪，湿热瘀血互结小腹，不通则痛，久成癥瘕。治宜清热解毒、软坚散结、理气活血止痛。以自拟炎克康方加减。方中以桃仁、赤芍、当归、川芎活血化瘀；生薏苡仁、蒲公英、败酱草清热利湿解毒；制香附、延胡索、木香理气活血止痛；湿热瘀结下焦，易积成形，故以三棱、莪术软坚散结；桂枝温通血脉；久病正气亏虚，故以黄芪、续断补气扶正。全方共奏清热解毒、软坚散结、理气化瘀之效。二诊小腹疼痛消失，加土鳖虫、烫水蛭，加大破瘀软坚散结的力度，坚持治疗1个月后，患者右侧附件区不均质包块消失。

九、产后病

案1：

周某，女，43岁。2018年2月22日初诊。

主诉：产后2个月周身疼痛。

病史：现患者周身疼痛，腰酸痛，自汗，乏力，心慌，口干，易感冒，舌质淡红，苔薄白，有齿痕，脉弱。2017年体外受精-胚胎移植成功，12月剖宫产一子。

中医诊断：产后身痛。

中医辨证：脾肾两虚、气阴不足。

治则：健脾补肾、益气养阴、固表止汗。

处方：黄芪30 g，党参15 g，炒白术15 g，防风9 g，麦冬15 g，五味子12 g，续断15 g，狗脊15 g，山茱萸15 g，知母9 g，生龙骨20 g，生牡蛎20 g，鸡内金12 g。5剂，每日1剂，水煎服。

2018年3月1日二诊：周身疼痛、腰酸痛明显减轻，自汗、乏力好转，小便频数，舌质淡红，苔薄白，有齿痕。上方加益智仁15 g，改生龙骨30 g，生牡蛎30 g。8剂，每日1剂，水煎服。

2018年3月10日三诊：周身疼痛、腰酸痛基本消失，自汗、乏力、小便频数均明显好转，舌质淡红，苔薄白，齿痕好转，脉弱好转。上方改知母6 g。7剂，每日1剂，水煎服，以巩固疗效。

【按】该产妇已43岁，气阴亏损，复因行试管婴儿、剖宫产损伤气血胞脉，使肾气虚弱、气阴不足导致骨节失养、卫外不固，出现周身疼痛，腰酸痛，自汗，乏力，心慌，口干。以健脾补肾、益气养阴、补肾强腰、固表止汗为主要治则。选玉屏风散、生脉饮加味。方中以黄芪、党参、炒白术、麦冬、五味子益气养阴，充养骨节；加防风以祛风，调和营卫；山茱萸、生龙骨、生牡蛎敛汗；续断、狗脊补肾强腰；益智仁温肾缩尿；鸡内金消食和胃，少佐知母，防诸药温热。全方共奏益气养阴、补肾强腰、固表止汗之力。本例患者在治疗上，紧扣产后多虚多瘀的特点，以补虚为主，佐以祛风，常收到较好的疗效。

案2：

张某，女，32岁。2020年10月15日初诊。

主诉：孕18周因胎儿发育异常行引产术，术后20日，四肢关节疼痛7日。

病史：患者平素月经周期规律，30日一行，经期7日，量中等，暗红色，有血块。末次月经5月19日。1周前因外出受风后出现四肢关节疼痛、腰痛、头痛、乏力、汗出、心烦、腰膝酸软、后背凉，纳可，二便正常。舌质淡红、苔薄白，脉弱。$G_2P_1A_1$。

中医诊断：产后身痛。

中医辨证：血虚证。

治则：养血益气，祛风止痛。

处方：黄芪30 g，桂枝12 g，当归15 g，炒白芍15 g，川芎12 g，防风12 g，秦艽15 g，熟地黄15 g，续断15 g，桑寄生15 g，延胡索15 g，炒白术15 g，山茱萸15 g，黄芩10 g，白芷10 g。5剂，每日1剂，水煎服。

2020年10月22日二诊：四肢关节疼痛减轻，头痛减轻，腰痛消失，大便软，口不干，脉略滑，舌质偏红，苔薄黄。上方改白芷15 g。6剂，每日1剂，水煎服。

【按】本案患者孕中期因胎儿发育异常行引产术，术后外出受风出现四肢关节疼痛、腰痛、头痛、自汗、背凉等不适，虽未足月，但已孕4个月余，胎已成形，还应归属于产后病的范畴。产后身痛的发生多因营血亏虚或风寒湿邪稽留而发生。引产术后百节空虚，气血不足，不能荣养四肢百骸，经脉失养，加之起居不慎，风邪乘虚伤人，客于经络，不通则痛。治宜养血益气、祛风止痛。

以黄芪桂枝五物汤加减治疗。方中四物汤加黄芪、炒白术养血益气；桂枝、防风、秦艽祛风宣络；续断、桑寄生补肾强腰；白芷、川芎止头痛；山茱萸滋阴敛汗；黄芩防诸药过热。全方用药以补虚为主，共奏养血益气、祛风止痛之效。二诊时患者四肢关节疼痛缓解，腰痛消失，增大白芷用量，加强散寒祛风止痛力度。产后多虚多瘀、气血不足、经脉失养，虽感受风邪，不可一味发散，恐伤津耗气，进一步加重病情。治当养血益气，祛风止痛。待气血充足，百脉充养，邪气自无所留。

案3：

李某，女，35岁。2018年5月20日初诊。

主诉：产后4个月，自汗，乏力，活动后加剧。

病史：患者现性情急躁、焦虑，口干，腰膝酸软，舌质淡，少苔，脉细弱。

中医诊断：产后汗证。

中医辨证：气阴两虚。

治则：益气养阴、生津敛汗。

处方：黄芪30 g，太子参15 g，防风9 g，白术20 g，麦冬15 g，五味子12 g，山茱萸15 g，浮小麦30 g，生牡蛎30 g，当归15 g，生白芍15 g，柴胡12 g，鸡内金12 g。6剂，每日1剂，水煎服。

2018年5月27日二诊：自汗、乏力明显减轻，焦虑好转。以上方再服10剂。随访自汗已愈。

【按】产后汗证主要病机为产后耗伤气血，气虚阳气不固，阴虚内热迫汗外出。根据产后亡血伤津、气随血伤的病理特点，临床上常出现阴损及阳，阳损及阴，气阴两虚之证。治宜玉屏风散合生脉散加减。方中黄芪、白术、防风益气固表；太子参益气生津；麦冬、五味子、山茱萸滋阴敛汗；浮小麦、生牡蛎固涩止汗；柴胡、当归、生白芍疏肝柔肝；鸡内金消食并防诸药滋腻，使气阴得补，气血调畅，则汗出得止。

案4：

韩某，女，32岁。2020年6月4日初诊。

主诉：引产术后头晕、自汗1周。

病史：患者于2020年4月30日孕32周因胎儿问题行引产术，5月20日恶露已净，已回乳，现头晕，自汗，心慌，乏力，口干，心烦，畏寒，腰膝酸软，食欲差，大小便正常，失眠。$G_2P_1A_1$，2017年顺娩1女婴。

中医诊断：产后汗出。

中医辨证：心脾两虚、气阴血亏损。

治则：益气养阴、健脾和胃、养心安神。

处方：黄芪30 g，炒白术20 g，防风10 g，太子参20 g，当归15 g，炒麦芽15 g，苏梗15 g，木香15 g，麦冬15 g，五味子12 g，熟地黄10 g，炒酸枣仁20 g，砂仁（后下）4 g，知母6 g。6剂，每日1剂，水煎服。

2020年6月11日二诊：头晕、心慌、自汗均较前减轻，口干减轻，食欲增加，仍有乏力、心烦。上方改黄芪40 g，加柴胡9 g，继服6剂，每日1剂，水煎服。

2020年6月18日三诊：头晕、汗出、心慌明显减轻，食量已正常，口干、乏力、心烦已明显缓解。守上方继服10剂。

随访头晕、汗出、心慌已愈。

【按】本案患者孕32周因胎儿问题行引产术。产后气血不足，则头晕、心慌、乏力；阴液亏损则口干；气虚卫外不固，则自汗出，脾胃虚弱则纳呆。辨证为心脾两虚、气阴血亏损，治以益气养阴、健脾和胃、养心安神。以归脾汤、玉屏风散、生脉饮加减，方中黄芪、炒白术、防风益气固表；太子参、麦冬、五味子、炒酸枣仁气阴双补、养心安神；当归、熟地黄养阴血；苏梗、炒麦芽、砂仁、木香理气消食和胃；少佐知母防诸药偏热。二诊时患者头晕、自汗、心慌减轻，仍心烦，加入柴胡疏肝解郁，加大黄芪之补气力度。三诊时患者头晕、自汗、心慌已明显好转，继服上方巩固疗效。

案5：

李某，女，33岁。2019年3月14初诊。

主诉：产后大便干结1个月余。

病史：患者产后5个月，大便干结，腹胀，排气多，易醒难入睡，多梦，口干喜凉饮，头晕，乏力，口干，怕热，带下量中等、色白，舌质偏红、苔干，脉细。$G_2P_2A_0$。

中医诊断：产后大便难。

中医辨证：阴津气亏虚、胃肠热结。

治则：滋阴增液、益气养血、清热理气通便。

处方：玄参20 g，生地黄20 g，麦冬15 g，生大黄10 g，枳壳15 g，姜厚朴15 g，柏子仁30 g，炒莱菔子15 g，黄芪30 g，当归15 g。5剂，每日1剂，水煎服。

2019年3月21日二诊：腹胀消失，大便每日1次，喜冷饮，梦多但能入睡。舌质偏红，苔干。守上方加竹叶12 g，知母10 g。5剂，每日1剂，水煎服。巩固疗效。

【按】《金匮要略》云："新产妇人有三病，一者病痉，二者病郁冒，三者大便难。"明确提出产后易发生大便难解。本病的发生多因产后伤津耗气，阴血不足，母乳喂养，进一步耗伤阴血。虽然患者已产后5个月，但气血津液之恢复并非一日之功，阴虚则虚热内生，加之患者平素湿热体质，虚热与湿热相结合，湿热积聚于胃肠，而导致大便干结、腹胀。热扰心神，则易醒多梦。结合产后生理病理特点，选取增液汤和当归补血汤，在此基础上加清热导滞和安神通便药物。方中玄参、生地黄、麦冬养阴清热、增液行舟；生大黄清热导滞；枳壳行气导滞；姜厚朴、炒莱菔子下气消胀；柏子仁安神且能润肠通便。因产后气血不足，虽属阴虚内热、胃肠积滞，但产后气血亏虚，气虚无力推动，血虚无力濡养，故加黄芪、当归气血双补。二诊大便已通，能入睡，加入清心之知母、竹叶继续调治。

十、内伤杂证

案1：

陈某，女，28岁。2020年7月9日初诊。

主诉：产后脱发严重7个月。

病史：患者平素月经32日一行，行经7日，量多、色鲜红、有血块，腰酸，偶有经期头晕，末次月经7月8日，现正值经期第2日，量多。平素脱发明显，乏力，口干，腰膝酸软，二目干涩，带下量正常，饮食正常，大小便正常，舌质红，少苔，脉弦细。$G_2P_2A_0$，2019年上环，后因月经量多致环脱落（后开始脱发）。

中医诊断：发落。

中医辨证：肾阴亏损，阴虚血热。

治则：滋阴清热、补肾填精。嘱治疗期间禁妊娠。

处方：盐黄柏12 g，知母12 g，熟地黄15 g，生山药30 g，山茱萸15 g，当归15 g，炒白芍15 g，丹参15 g，黑小豆30 g，黄芪30 g，钩藤15 g，菟丝子15 g，续断10 g，太子参15 g，鸡内金12 g。6剂，每日1剂，水煎服，本次月经干净后用药。

2020年7月23日二诊：乏力、易上火较前减轻。末次月经7月8日，行经7日，量多、有血块、无痛经，舌质偏红，苔薄干，脉弦细。守上方改盐黄柏15 g，知母15 g。加生地黄15 g，旱莲草15 g，女贞子15 g，去生山药、菟丝子、熟地黄。

2020年9月26日三诊：以上方随症加减，治疗2个月，脱发已愈，口干、二目干涩、乏力消失，大便每日1~2次，脉弦。继服上方10剂，每日1剂，水煎服，巩固疗效。

【按】患者以产后脱发加重7个月为主诉就诊。人身毛发之荣润全赖精血滋养，发乃血之余，精血充盛则毛发乌黑有光泽，若精血不足，毛发失养，则发落枯槁。患者产后，本精血亏虚，但因患者年轻，脱发不甚明显。复因上环后出现月经量多，使阴血亏损，阴虚内热，毛发失去阴血濡养，则枯槁发落。本案患者辨证为阴血亏虚，阴虚内热。治疗当以滋阴清热、补肾填精为主，方以知柏地黄丸加减治疗。方中盐黄柏、知母清热坚阴；熟地黄、生山药、山茱萸、当归、炒白芍补肝肾之阴血；菟丝子、续断补肾填精，且与大量滋阴药物同用，阳中求阴，共同滋养肾精；丹参活血；钩藤平肝潜阳祛风；太子参、黄芪益气健脾；鸡内金消食和胃；黑小豆养阴补肾。全方滋阴清热、补肾填精。二诊方加大滋阴清热固冲的力度。随症加减治疗，连续用药2个月，患者月经量较前减少，脱发已治愈。

案2：

李某，女，33岁。2020年1月4日初诊。

主诉：咽中异物感数年。

病史：咽中如有物梗阻，心烦焦虑，怕冷，容易上火，腰膝酸软，大便干。末次月经12月14日，行经5日，经量正常。舌质红，苔薄白，脉弦。

西医诊断：慢性咽炎。

中医诊断：梅核气。

中医辨证：肝气郁结、痰气交阻。

治则：疏肝理气、化痰散结。嘱治疗期间禁止妊娠。

处方：牡丹皮15 g，炒栀子15 g，柴胡12 g，当归15 g，生白芍15 g，黄芪20 g，茯苓15 g，炒白术15 g，姜厚朴15 g，清半夏15 g，陈皮15 g，苏梗15 g，枳壳15 g。5剂，每日1剂，水煎服。

2020年1月11日二诊：自述症状明显减轻，大便通畅，心烦、口干减轻，舌质偏红、体稍胖。守上方加钩藤15 g，竹茹12 g，炒麦芽20 g，改姜半夏15 g。6剂，每日1剂，巩固疗效。随访半年，梅核气未复发。

【按】患者平素工作生活压力大，肝气郁结，气机不畅。肝郁脾虚，脾失健运，痰湿内生。气、痰互结于咽部，咽喉气机不利则发生本病。当以疏肝理气、化痰散结为主。方选丹栀逍遥散合半夏厚朴汤加减。方中牡丹皮、栀子清泻肝热；柴胡、当归、生白芍疏肝柔肝、调畅肝气；黄芪、茯苓、炒白术益气健脾祛湿；陈皮、清半夏燥湿化痰；姜厚朴宽中降气；枳壳行气导滞；苏梗理气和胃。全方共奏疏肝解郁、清泻肝热、健脾理气、化痰消积之效。治疗后患者症状消失，随访半年未复发。

案3:

董某,女,77岁。2019年7月25日初诊。

主诉:阴道前壁膨出1个月。

病史:患者1个月前因劳累后出现阴道前壁膨出。口服补中益气丸效果不明显。断经二十余年,平素无不适,纳食可,大小便正常,睡眠正常,舌质红,苔薄白,脉弱。$G_4P_3A_1$,顺产3次。2019年7月1日行宫颈息肉摘除术。

西医诊断:子宫脱垂。

中医诊断:阴挺。

中医辨证:中气下陷。

治则:益气升提、补肾固脱。

处方:黄芪30 g,党参20 g,炒白术15 g,升麻4 g,柴胡6 g,当归10 g,山茱萸15 g,乌梅15 g,枳壳15 g,益母草20 g,续断15 g,桑寄生15 g,知母10 g。6剂,每日1剂,水煎服。

2019年8月2日二诊:阴道前壁膨出好转。头晕减轻,纳食正常,大便正常。守上方加陈皮10 g,12剂,每日1剂,水煎服。

2019年8月17日三诊:阴道前壁膨出明显好转,走路时已不下垂。头不晕,纳可,大便正常,精神体力明显好转。守上方改山茱萸20 g,知母6 g,12剂,每日1剂,水煎服。巩固疗效。

【按】患者老年女性,以阴道前壁膨出为主诉就诊,经检查诊断为子宫脱垂。建议患者手术治疗,考虑患者身体因素,家属恐老人不耐手术,遂来求治于中医。中医认为子宫脱垂多因素体虚弱,中气不足或肾气亏损,分娩时用力太过;或产后操劳过重;或长期咳嗽,损伤中气,中气下陷,带脉不固,系胞无力所致。本例患者老年女性肾气亏虚,带脉不固,加之患者负重劳累,损伤中气,中气不足,气虚下陷,系胞无力,而发本病。治疗上应当在补气升提的基础上加补肾固涩之药。以补中益气汤加减。方中黄芪、党参、炒白术益气健脾补中气之不足;升麻、柴胡与补气药物配伍,益气升提;续断、桑寄生补肾气、助升提;

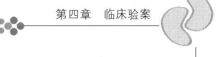

乌梅、山茱萸相伍补阴收敛；枳壳、益母草合用加强子宫收缩。全方配伍共奏益气升提、补肾固脱之效。二诊时患者阴道前壁膨出好转，加入理气之陈皮，以防大量补气药物壅滞。患者用药后，精神体力明显好转，膨出之阴道前壁已回纳，走路时已不下垂。

案4：

崔某，女，44岁。2019年12月7日初诊。

主诉：失眠易醒2个月。

病史：患者因繁忙出现失眠易醒，腰酸困，心烦，口干，手胀，心慌等不适。现纳食正常，大便2日1次，舌质红，苔薄白干，脉细。

西医诊断：失眠。

中医诊断：不寐。

中医辨证：阴虚肝旺、心神不宁。

治则：滋补肝肾、疏肝柔肝、宁心安神。

处方：柴胡9 g，当归15 g，生白芍15 g，郁金15 g，钩藤15 g，知母15 g，黄连3 g，生地黄15 g，山茱萸15 g，炒酸枣仁20 g，柏子仁30 g，生龙骨30 g，生牡蛎30 g，黄芪30 g，鸡内金12 g，枳壳15 g。6剂，每日1剂，水煎服。

2019年12月14日二诊：失眠、心烦、腰酸困明显好转，大便正常。上方加续断15 g，改知母10 g，继续服用10剂，巩固治疗。

后期随访，睡眠已正常。

【按】本案患者以失眠易醒为主诉就诊，中年女性血常不足，气常有余，加之工作生活繁忙，易肝气郁结，郁而化热，热扰心神，则失眠、心烦。素体肾阴亏损，则腰酸困。治宜滋补肝肾、疏肝柔肝、宁心安神。方中以柴胡、郁金、钩藤疏肝解郁平肝；当归、生白芍、生地黄、山茱萸养血柔肝、滋补肝肾；知母、黄连清心；炒酸枣仁、柏子仁养心安神；生龙骨、生牡蛎平肝潜阳、重镇安神；鸡内金、枳壳理气消食；因本例患者出现劳累伤气的症状，用黄芪补肝气、助疏泄。患者用药后，二诊失眠、心烦、腰酸明显好转，继续给予上方随症加减调理。

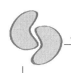

后期随访，睡眠已正常。妇人之生，血常不足，气常有余。故治疗女性失眠喜从肝心调治，注重滋补肝肾阴血。

案5：

宋某，女，41岁。2018年4月14日初诊。

主诉：周身郁胀不适数月。

病史：患者2017年连续药物流产2次，后出现全身郁胀、外阴干燥，同房时有灼热感，性欲下降。平素月经规律，末次月经4月10日，行经2日，量较前减少，口干，心烦，自觉内热大，纳少，大便正常，小便时有灼热感，舌质红，苔薄黄腻，脉弦细。

中医诊断：郁胀症。

中医辨证：阴津亏损、湿热郁滞。

治则：滋阴清热，利湿活血。嘱治疗期间禁妊娠。

处方：盐黄柏10 g，知母15 g，生地黄10 g，熟地黄10 g，生山药30 g，山茱萸15 g，泽泻20 g，茯苓15 g，玉竹15 g，石斛15 g，麦冬15 g，当归15 g，炒白术15 g，鸡内金12 g。5剂，每日1剂，水煎服。

2018年4月19日二诊：外阴干燥同前，小便仍有灼热感，大便不成形，周身郁胀明显减轻，内热减轻。守上方去泽泻、茯苓、玉竹；加竹叶12 g，瞿麦15 g，桃仁12 g，萹蓄15 g，丹参15 g。5剂，每日1剂，水煎服。

2018年4月28日三诊：周身郁胀不适感消失，小便灼热感好转，以二诊方随症加减，又服14剂。

后随访，以上症状消失。

【按】患者年过四十，阴气自半，连续2次药物流产，损伤肾精，感受湿热之邪。肾阴亏损，则外阴干燥，性欲下降。湿热之邪阻于脉络，水湿内停，气血不畅则全身胀满不适。本病辨证为阴津亏损、湿热郁滞。给予滋阴清热、利湿活血之法，以知柏地黄丸加减，方中盐黄柏、知母清热润燥，清利湿热；生地黄、熟地黄、生山药、山茱萸滋补肝肾之阴；当归补血养血；石斛、麦冬、玉竹养阴增液；茯苓、泽泻渗湿利

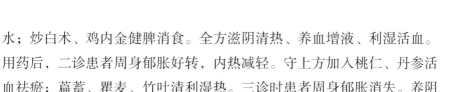

水；炒白术、鸡内金健脾消食。全方滋阴清热、养血增液、利湿活血。用药后，二诊患者周身郁胀好转，内热减轻。守上方加入桃仁、丹参活血祛瘀；萹蓄、瞿麦、竹叶清利湿热。三诊时患者周身郁胀消失。养阴与利水活血药并用，疏补结合，临床效果满意。

案6：

陈某，女，33岁，已婚。2019年8月10日初诊。

主诉：全身乏力2年。

病史：患者月经37日1行，经期为7日，月经量少。末次月经8月4日，行经7日，量少同前。分娩后月经量渐少、有血块，平素乏力明显，口干，心烦，畏寒，怕热，容易上火，带下量正常，饮食正常，二便正常，舌质红，有齿痕，苔薄白，脉细。$G_4P_1A_3$，自诉已进行全面体检，未见明显异常。

中医诊断：虚劳病。

中医辨证：气血两虚。

治则：健脾益气养血、活血通经。

处方：黄芪30 g，党参15 g，炒白术15 g，熟地黄15 g，当归15 g，川芎12 g，炒白芍15 g，醋香附15 g，桃仁12 g，烫水蛭3 g，红花6 g，知母10 g，木香15 g，路路通30 g，菟丝子15 g，淫羊藿15 g。6剂，每日1剂，水煎服。

2020年8月17日二诊：自诉服药后乏力较前减轻，舌质偏红，苔薄白。上方改黄芪40 g，加上肉桂6 g，6剂，每日1剂，水煎服。

2020年8月24日三诊：自诉乏力明显好转，口不干。守上方改上肉桂10 g，红花9 g，加益母草20 g，10剂，每日1剂，水煎服。巩固治疗。经期给予少腹逐瘀颗粒以活血通经。

随访乏力消失，经量增加。

【按】本案患者以全身乏力为主诉就诊，已进行相关检查，未见明显异常。中医辨证属气血两虚兼血瘀证。气血不足则全身乏力，加之气虚血瘀，气血不能布达全身，故乏力症状加重。治疗当益气养血，补肾活血为主。以八珍汤加减，方中黄芪、党参、炒白术健脾益气；熟地黄、当归、川芎、炒白芍补血养血；桃仁、红花、醋香附、烫水蛭、路路通、木香理气活血；菟丝子、淫羊藿补肾温润填精，助气血的化生；上肉桂，取其温阳助气之妙。全方使气血充足，气血运行通畅，则乏力明显改善。患者并见月经量少，因经血乃气血化生，故治疗使气血充足，经期因势利导活血通经，经量自会增加。

第五章 医论

肝郁与生殖的中医认识及诊疗思考

现代女性面临着工作与家庭的双重压力，易处于紧张焦虑的状态，较之男性，因情志致病的发生率呈逐年上升趋势。有效防治女性因情志而导致疾病，一直为医界所关注。

肝主疏泄、调节月经，是中医生殖理论的重要内容。中医用调肝法治疗月经病、不孕症也取得了较好的疗效，但在临床中我们也有不少的疑问。为什么女性是肝郁的易发人群？女性肝郁是否仅为情志因素致病？女性肝郁在病机上有哪些特点？治疗女性肝郁应注意什么？所有这些问题，都引导我们深入对肝郁与生殖的中医认识，较系统认识肝郁与生殖的关系，丰富中医治疗肝郁生殖疾病的理论和方法。

一、肝郁的含义

肝郁是指肝主疏泄功能异常，它包括两个方面，一是肝气疏泄升发不足，气机疏通、发散无力；二是肝气偏亢，气机紊乱。二者均可导致气行郁滞、气机不畅的病理变化。多数学者认为，肝郁是对抑郁、焦虑、悲痛等负性情绪心理应激状态下，以高级神经中枢调节机制紊乱为前提，神经、内分泌、免疫、循环、消化、感觉、运动等多个系统的某些病理改变、病症表现的概括。

中医学认为，肝主疏泄、调畅气机。《黄帝内经》有"木郁达之"之说，"木郁"乃指肝郁；"达"者，有条达之意；"木郁达之"是指肝脏具有条达之性。元代朱丹溪在《格致余论》中进一步说："主闭藏者肾也，司疏泄者肝也。""郁者，结聚而不得发越也，当升者不升，当降者不降，当变化者不得变化也。"疏，即疏通；泄，即发散。肝主疏泄，是指肝脏具有保持全身气机疏通畅达，通而不滞的作用，反映了肝脏主升、主动、主散的生理特点，是调畅全身气机，推动血液和津液运行的一个重要环节。

二、肝与生殖的生理关系

(一)月经的生成机制

中医学生殖理论主要围绕月经产生机制而论述。《素问·上古天真论》曰："女子七岁，肾气盛，齿更发长；二七天癸至，任脉通，太冲脉盛，月事以时下，故有子……七七任脉虚，太冲脉衰少，天癸竭，地道不通，故形坏而无子也。"明确了月经产生的主要机制，即肾气—天癸—冲任—胞宫生殖轴。在月经产生的过程中，以肾气盛，化生天癸为主导。天癸为元阴物质，表现出化生月经的动力作用，冲任受督带的调节和约束，受脏腑之血的资助，在天癸的作用下，广聚脏腑之血，血海按时满溢，满溢于胞宫，化为经血，使月经按时来潮。在月经生成机制中，还和肝脾密切相关。而肝发挥三个作用：一是肝主疏泄，调畅气机，使气血畅通，胞脉通畅，全身气血能够按时下注胞宫而为月经。二是肝藏血而司血海，有调节全身血液的作用。三是肝藏血，肾藏精，精血互化，是月经的重要组成部分。

（二）月经的调节机制

月经的周期性调节是以肾为中心，阴阳消长转化为主线，肝、心、脾三脏密切配合。月经后期，阴血逐渐充盛，至排卵前，阴精充盛至极，由阴转阳，发生排卵。黄体期，阳气逐渐充盛，至月经前，阳气充盛至极，由阳转阴，月经来潮。

在月经调节机制中，不仅要重视肾，更应重视肝肾二脏。肾藏精，封藏之本，主合；肝主疏泄，调畅气机，主开。在月经周期两次阴阳消长转化过程中，肝肾二脏，一开一合，开合有度，促进卵子规律排出和月经按时来潮。

三、妇科肝郁证形成的因素

（一）体质因素

"血虚气有余"是妇人的体质特点。正如《灵枢·五音五味》曰："妇人之生，有余于气，不足于血，以其数脱血也。"说明女子体质特点有三：一是不足于血。女体属阴，以血为主，经、孕、产、乳，屡耗其血，血因数脱而不足。二是气常有余。阴血不足，不能潜阳，易使肝气有余。三是心神不宁。精神活动是以阴血作为物质基础，阴血充足则心神安定，阴血不足则心神不宁。正是由于这种体质特点，女子也是肝气郁结的易发人群。有学者在对肝气郁滞研究中发现，肝郁证在各科病历统计中居首位，占43.9%，从性别上统计，女性肝郁及兼证占总体患者的79.23%。

（二）情志因素

中医学将情志分为喜、怒、忧、思、悲、恐、惊七情，七情之中，以忧、悲、思、怒对妇人影响最大。忧愁悲观，久思不解，可致气机郁滞，焦虑急躁可致气机紊乱。但就妇科而言，七情致病，虽有脏腑所应，但多伤及于肝，导致气机不畅，肝气或郁或亢的病理变化。

（三）他脏及肝

1.肾病及肝　肾阳不足，肝气虚弱，疏泄无力，气机不畅，肝气郁结。肾阴不足，肝肾阴亏，肝气偏亢，气机紊乱。比如，肾阳虚所致的月经稀发、闭经，多兼见肝气郁结的症状。又比如围绝经期综合征、卵巢早衰，多出现肾阴不足，肝气偏亢的症状。

2.脾病及肝　脾失健运，气血化生不足，气血亏虚，肝气虚弱，疏泄无力，气机不畅。或脾失健运，痰湿内停，阻遏气机，气机不畅。以上均可出现肝气郁结的症状。正如张锡纯说："凡遇肝气虚弱不能条达，用一切补肝之药皆不效，重用黄芪为主，而少佐以理气之品，服之复杯即见效验。"

（四）有形浊邪及肝

痰、瘀、水湿等可阻遏气机，气机不畅，肝气不展。肝气郁结，气机不畅，又加重痰、瘀、水湿，形成恶性病理循环。比如慢性盆腔炎、子宫内膜异位、子宫腺肌病等，多出现肝气郁结症状。

四、妇科肝郁证病机特点

（一）情志易郁易亢

妇人情志特点主要表现三个方面：一是易郁易亢，情绪易波动，稳定性差。二是抑郁和亢奋可以相互转化，郁结过久，可转化为亢奋，亢奋过后，又可转化为抑郁。三是郁亢并存，心烦易怒，情绪亢奋，同时又有抑郁不解，抑郁与亢奋同时存在。

（二）肝气郁滞易波及他脏

1.肝郁及肾　肝主疏泄，主开，肾藏精，封藏之本，主合，肝肾二脏一开一合，开合有度，是月经正常来潮的重要条件。肝气郁滞初期影响及肾，使开合失常，阴阳转化不利，日久必损耗精血，致肝肾精血亏损。

2.肝郁及脾　肝郁气滞，疏泄失职，脾失健运。

3.肝郁及心　阴血不足，肝气有余，心血亏损，心神不宁，如夜寐不宁，噩梦纷扰，健忘失眠。

（三）肝气郁滞易气血水共病

肝气郁滞，气机不畅，影响气血、水液的运行，导致气血瘀滞，水湿内停，故肝气郁滞，易气血水共病，痰瘀湿互结。而痰瘀湿内停，又加重肝气郁滞，形成恶性的病理循环，是肝郁证向"实"逐渐加重的重要因素。

（四）肝气郁滞易化热、化火

肝气郁滞日久，易化热、化火，出现肝经郁热，肝火上炎的证候。

（五）肝气郁滞易耗伤阴血

肝脾不和，脾失健运，气血化生不足；肝郁化火，耗伤阴血；肝郁影响及肾，精血亏损，均可导致阴血亏虚。所以久郁之体，阴血必虚。也是肝郁证向"虚"逐渐加重的重要因素。阴血精亏损，直接影响月经、生殖功能。

五、女性中年期、围绝经期肝郁证病机特点

中年期：工作紧张，家务繁忙，加之经孕产乳屡耗其血，阴血亏损，心神失养，肝气易郁易亢。

围绝经期：肾阴衰竭，肝失所养，易肝气郁结，肝阳上亢，心神不宁。

六、常用疏肝六法

（一）疏肝解郁法

适应证：本法适用于肝气郁滞证。

代表方：逍遥散、柴胡疏肝散。

常用药物：柴胡、当归、白芍、制香附、郁金、钩藤、知母、白术、茯苓、山茱萸、木香。

（二）疏肝泻火法

适应证：本法适用于肝郁化热证。

代表方：丹栀逍遥散。

常用药物：牡丹皮、栀子、柴胡、当归、白芍、制香附、钩藤、白术、茯苓、生地黄、木香。

（三）疏肝活血止痛法

适应证：本法适用于经行乳胀属肝气郁结、气滞血瘀证者。

代表方：血府逐瘀汤。

常用药物：柴胡、当归、赤芍、制香附、郁金、全瓜蒌、延胡索、制乳香、制没药、桃仁、红花。

（四）疏肝补肾法

1.疏肝补肾固冲法

适应证：本法适用于月经先期、崩漏，属肝旺肾虚、阴虚内热证者。

常用药物：柴胡、白芍、川楝子、炒黄柏、生地黄、熟地黄、生山药、山茱萸、续断、旱莲草、荆芥炭、炒白术、鸡内金。

2.疏肝补肾通经法

适应证：本法适用于月经后期、量少、闭经，属肝气郁滞、精血亏损证者。

常用药物：柴胡、当归、白芍、制香附、郁金、钩藤、知母、黄芪、川芎、熟地黄、桃仁、红花、菟丝子、淫羊藿、木香。

（五）疏肝宁心法

适应证：本法适用于失眠、情志异常属肝郁化热，心神不宁证者。

代表方：逍遥散、天王补心丸。

常用药物：牡丹皮、炒栀子、柴胡、当归、白芍、郁金、生地黄、山茱萸、生龙骨、生牡蛎、知母、莲子心、炒酸枣仁、柏子仁。

（六）疏肝化痰法

适应证：本法适用于梅核气属肝郁化热，痰气互结咽喉证。

代表方：丹栀逍遥散、半夏厚朴汤。

常用药物：牡丹皮、栀子、柴胡、当归、白芍、郁金、制香附、清半夏、姜厚朴、陈皮、茯苓、苏梗、枳壳。

七、诊疗思考

（1）治病循因，首分本病与他病。本病者自当治肝，兼调心肾，他病者当先治疗他病，佐以调肝。如慢性盆腔炎、输卵管不通、子宫内膜异位出现肝郁症状，当以治疗本病为主，活血化瘀、清热解毒、软坚散结，佐以疏肝即可。又如肾阳虚所致月经稀发、闭经患者，多有精神抑郁，当以温肾补阳为主，佐以疏肝。

（2）"肝气郁结，变化多端"，要注意肝郁证的转归，宜先其时治疗，截断肝郁证传变。从妇科肝郁证病机特点中可以看到，肝郁证转归主要有化热、化火、气滞血瘀、痰湿内生、痰瘀互结、癥瘕、阴血精亏损，影响肾、脾、心三脏等。在临床诊治中，四诊时，要注意转归的情况；用药上，先其时治疗，以防传变。

（3）要注意固肾。就妇科病而言，见肝之病，知肝传肾，注意固肾，努力恢复肝、肾二脏开合有度的状态。初期以疏肝为主，佐以补肾，日久滋补肝肾并重。

（4）郁亢并治。肝郁证出现亢奋与抑郁并见时，应疏肝和平肝并用。

（5）肝藏血，主疏泄，体阴而用阳，故疏肝理气应顺应肝性，以柔克刚，以养为法。比如疏肝的代表方——逍遥散，以柴胡疏肝解郁，白芍养血敛阴、柔肝缓急，当归养血和血，三药同用，补肝体、助肝用，疏肝解郁，养血柔肝。

（6）顺应"血不足、气有余"体质特点，治疗用药要注意顾护精血，不可妄用、久用香燥理气之品。

（7）治疗妇科肝郁证，要注意养血宁心安神。肝郁证多影响及心，调心之法，多养心、清心、重镇安神并用。

（8）根据不同年龄肝郁证病机特点，中年期治宜疏肝理气、养血活血、宁心安神；围绝经期治以滋阴清热、平肝潜阳、宁心安神。

运用"肝肾开合"理论治疗冲任不固类
月经病临床经验

冲任不固类月经病包括月经先期、经间期出血、崩漏等，在长期的临床实践中，我们常常看到在冲任不固类月经病中，出现肝肾二脏功能失调，以肝肾阴血亏损为本，阳热为标的症状。因此关注肝肾二脏功能失调与冲任不固类月经病的关系，注意到肝肾开合理论，认为此类月经病，总病机为肝肾二脏开合失常，阴阳转化不利。笔者临证善用"肝肾开合"理论治疗冲任不固类月经病，并阐释冲任不固类月经病的因机证治规律。

一、"肝肾开合"理论

（一）肝肾与月经的生理病理关系

首先，月经的产生与肝肾密切相关。肾为先天之本，天癸为肾中所藏可促进生长、发育和生殖的物质。肾气盛，天癸充，为任通冲盛、月经产生的先决条件。肾藏精，为月经的产生提供物质基础。故肾为冲任、月经之根。而冲为血海，女子以血为用，血归于肝，故又有"女子以肝为先天"之说。肝与月经的关系可归结为三方面：其一，肝藏血，调节全身血量，包括下注胞宫之经血。其二，肝藏血、肾藏精，精血互化，肝肾同源，为月经的重要组成部分。其三，肝主疏泄，调畅气机，使全身气血通畅并能够按时下注胞宫而为月经。故肝肾为月经生成的必要基础。

其次，肝肾在月经的调节中起重要作用。月经的周期性（阴阳变化）调节以肾为中心，以阴阳消长变化为主线，而肝肾二脏的协调作用在此尤为重要。在月经周期阴阳变化中，肾主封藏，主合，使阴精充盛，卵子成熟；肝主疏泄，主开，通过其调畅气机疏通气血作用，使肾阴阳转化正常，在排卵期使阴盛转阳，卵子规律排出，在月经期使阳盛转阴，经血满溢来潮。肝肾二脏一开一合，相互协调，开合有度，共同维持月经的阴阳平衡和周期规律。

由于肝肾与月经的密切生理关系，肝肾功能失常则引起月经生成及调节的一系列病理变化。在生成机制上，肝肾亏虚则精血亏损，化源不足，生成匮乏；肝藏血，其调节血量功能失常，则气血不能充盈胞宫；肝气郁结，疏泄无力，则气血瘀滞，不能下注胞宫。就月经的调节而言，肝肾开合功能失常导致月经周期中阴阳转化失常更是引起月经失调的重要病机。

（二）"肝肾开合"理论

冲为血海，调节十二经脉气血，对胞宫起温煦、化生作用，具有通、疏、泻功能。任脉主司精、血、津、液，使脏腑化生阴液、濡养胞宫。任脉阴血充盛，具有藏、蓄、固功能，二者相互转化、资生阴阳协调，共同维持胞宫藏泻有度。冲任损伤则不能固摄经血，出现月经先期、崩漏、经间期出血等病症。基于肝肾二脏与月经的生理及病理有着十分密切的关系，笔者提出"肝肾开合"理论，作为治疗冲任不固类月经病的新思路。肝主疏泄、主开，肾藏精，封藏之本主合，肝肾二脏一开一合，开合有度，在排卵期、月经期阴阳两次转化中，使阴阳协调，冲任血海溢止有时，胞宫藏泻有度，是调节月经的关键。冲任不固类月经病主要病机为肝肾开合功能失常导致月经周期中阴阳转化失常，血海蓄溢失调，冲任损伤所致，并以肝肾阴血亏损为本，阳热为标。当肝的疏泄功能太过而肾的封藏不及，即"开"大于"合"，则在卵泡期出现阴精亏损、阳气亢盛、阴精未充而提前转阳，使卵泡期缩短；或在黄体期阳气亢盛提前转阴，导致黄体期缩短，均可出现月经先期。肝肾开合紊乱，则阴阳转化紊乱，出现崩漏；肝肾开合不利则在经间期重阴转阳，阴盛阳动之时导致阴阳转化不利，出现经间期出血。因此在冲任不固类月经病的治疗中，应重视肝肾二脏的协调作用，使之开合有度，相互协调，则子宫藏泻互用，阴阳转化正常，月经来潮规律。

二、应用"肝肾开合"理论治疗冲任不固类月经病方法

月经先期、崩漏、经间期出血等冲任不固类月经病是妇科临床多发、常见的疑难疾病。此类疾病为肝肾开合功能失常导致月经周期中阴阳转化失常，血海蓄溢失调，冲任损伤所致，并以肝肾阴血亏损为本，阳热为标。因此，在治疗此类疾病时，以协调肝肾二脏的开合功能为主要中心，以滋阴清热、柔肝清肝、固摄冲任为治则。常用地黄、山药、山茱萸滋补肾阴，配以续断以阴中求阳，调补肾中阴阳，加强肾的封藏；以白芍、川楝子疏肝柔肝、清肝，调肝之疏泄；炒黄柏入肾，既滋补肾中阴水，又清肾中虚火；旱莲草滋阴止血；地榆炭凉血止血；荆芥炭为风药妙用，善引血归经，理血止血。辅以炒白术兼顾脾胃，鸡内金既消食防诸药滋腻，又化瘀，防止血留瘀之弊。同时，在此基础上针对各种兼症加减化裁，灵活运用。兼见血瘀时，加三七粉、茜草炭活血止血，使血止而不留瘀；兼见湿热时，善用蒲公英、败酱草清热利湿；兼肝气偏亢、肝阳偏旺时，以柴胡、钩藤疏肝平肝；而对于肾气衰耗或肾精不充，则根据不同的年龄补肾健脾疏肝有所偏重。在应用"肝肾开合"理论指导冲任不固类月经病的治疗中，还要注意以下几点。

第一，注重病证结合。"肝肾开合"理论主要适用于功能性异常子宫出血，对异常子宫出血首先要中西医结合明确诊断，尤其对于子宫内膜增厚者，要结合超声、宫腔镜检查、诊刮病理等排查器质性病变，并对异常者进行中西医结合治疗。

第二，注意月经周期"阴阳消长转化"规律。在经后期，重在滋补肝肾阴血，疏肝、平肝、柔肝，防止由阴转阳阶段提前转阳。排卵后，在治疗上注意固摄冲任，防止由阳转阴阶段提前转阴。

第三，治疗崩漏时将传统塞流、澄源、固本的止崩三法，合为止崩、澄源并用，在此理论指导下调节肝肾开合功能，血止后重在澄源，辅以止血。

第四，经间期出血的主要病机是肝肾开合不利，常兼有血瘀和湿

热，使阴阳不能正常转化，故常配伍活血止血和清热解毒药物。

　　第五，青春期功血病本在肾，病位在冲任、胞宫，表现为胞宫藏泻失常。其发生是由于肾—天癸—冲任—胞宫生殖轴尚未成熟，或因学业压力大，情志不舒，或因饮食不节、饥饱无常、肥甘厚腻，或因起居失常等，在内外因素的作用下，易使肾气虚损，封藏失职，冲任不固，而发为功血。由此可见，青春期功血虽病本在肾，但与肝脾密切相关，多兼肝气郁结、心神不宁、脾胃虚弱等。所以青春期功血及脾虚者在调节肝肾开合的基础上加强健脾，血止后加强补肾填精的力度，促进肾精充盛，生殖轴功能成熟。

　　第六，冲任不固类月经病多伴有不孕，治疗仍以调经为先，经调则自孕。

143

三、应用"肝肾开合"理论治疗冲任不固类月经病典型医案

　　陈某，女，29岁。2018年3月初诊。

　　主诉：月经提前7～8日多年，未避孕未孕1年余。

　　病史：自诉外院彩超、输卵管造影及宫腔镜检查均未见明显异常。男方精液常规正常。3个月前，在外院行性激素检查示：卵泡刺激素为12.43 mIU/mL，黄体生成素为4.38 mIU/mL，抗苗勒管激素为0.567 ng/mL。医生建议行辅助生殖。患者平素月经提前，周期20～21日，经期4～5日，量偏少，有少量血块，无痛经，有腰酸，经前乳房胀痛。平素心烦，口干口苦，食用辛辣食物容易上火，带下量正常，饮食不规律，食后易腹胀，睡眠二便正常。舌质红，苔薄白，脉弦细。

　　西医诊断：①不孕症；②异常子宫出血；③早发性卵巢功能不全。

　　中医诊断：①不孕症；②月经先期。

　　中医辨证：肝旺肾虚，冲任不固。

　　治则：疏肝补肾、清热固冲。嘱治疗期间避孕。

　　处方：炒黄柏15 g，生地黄20 g，生山药30 g，山茱萸15 g，续断

15 g，菟丝子15 g，生白芍15 g，柴胡9 g，旱莲草20 g，女贞子15 g，荆芥炭15 g，炒白术20 g，鸡内金9 g。7剂，月经干净后开始用药，水煎400 mL，每日1剂，早、晚温服。

二诊：服药后无明显不适，舌脉同前。继续初诊处方12剂，疏肝补肾、清热固冲。经期停药。

三诊：诉服药后无不适，本月月经来潮，周期26日，经期5日，经量较前稍增多，有血块，腰酸减轻。上方加大清热固冲力度，加地榆炭30 g止血，改旱莲草30 g，取7剂，水煎400 mL，每日1剂，早、晚温服。

四诊：服药后无明显不适，心烦、口干口苦、腹胀均有减轻。继服上方6剂，每日1剂，经期停药。

五诊：诉服药后无不适，本月月经来潮，周期27日，经期5日，经量中等，腰酸明显减轻。继续上方加减，本月试孕。

处方：炒黄柏15 g，生地黄8 g，熟地黄8 g，生山药30 g，山茱萸15 g，续断15 g，菟丝子15 g，生白芍15 g，柴胡9 g，旱莲草20 g，女贞子15 g，荆芥炭15 g，炒白术20 g，苏梗15 g。15剂，水煎400 mL，每日1剂，早、晚温服。

六诊：诉月经来潮第26日阴道极少量出血，嘱停药观察。

七诊：停经33日自测尿HCG阳性，医院查血HCG：2008 mIU/mL。给予地屈孕酮及补肾健脾安胎中药保胎治疗。

后陈某足月顺产一健康女婴。

【按】此案例临床疗效的关键是紧紧围绕月经先期是肝肾开合失常，阴阳转化紊乱的理论，抓住肝肾阴血亏损为本，阳热为标的病机，方中山茱萸、生山药、菟丝子、续断滋补肝肾，柴胡、生白芍疏肝柔肝，炒黄柏、生地黄既滋补肾中阴水，又清肾中虚火，旱莲草、女贞子滋阴凉血固冲，荆芥炭引血归经，炒白术、鸡内金健脾又防诸药滋腻。一方面滋补肝肾之阴，清阴虚之热；一方面疏肝柔肝，固摄冲任，使肝肾功能协调，月经阴阳转化平衡，则经调好孕。

妊娠病之中医据质预测预防思想源流初探

妊娠病预防通常分为群体预防和个体预防两类。但是由于多种因素的影响，对于个体预防的研究较之群体预防，无论是从理论方面还是研究方法还需要深入探讨。然而，随着科学的发展，人们已深刻理解到，各个机体内部所存在的自身特殊的运动形式会极大地影响着疾病的发生、发展、转归、预后。因此，探讨妇女个体与妊娠疾病发生的相互关系，并根据这种关系施以相应的预防措施，对预防妊娠病的发生，对优生优育都有着十分重要意义。

考察中医历代文献，妊娠病中医据质预测预防思想经历了孕育—产生—发展的渐进过程。可概言之为：孕育于东汉末年《伤寒杂病论》，产生于隋代的《诸病源候论》，发展于后世。

一、东汉时期——理论孕育酝酿时期

东汉末年，战乱不断、民不聊生，妊娠病中医据质预测预防的思想处于酝酿时期。张仲景先师在《金匮要略·妊娠病脉证并治》曰："妇人妊娠，宜常服当归散主之……右五味，杵为散……妊娠常服即易产，胎无疾苦，产后百病悉主之。"文中"常服"是指在未病之前经常服用当归散，可以达到利于分娩，减少胎儿、新生儿疾病，预防产后病发生的目的。当归散中以当归、芍药补肝养血，合川芎能疏气血之滞，白术健脾除湿，黄芩坚阴清热，合而用之，共奏养血健脾，清化湿热，安胎和气之效。《丹溪心法附余》曰："服此药……所生男女兼无胎毒，则痘疹亦稀，无病易育，而聪明智慧不假言矣。"《丹溪心法附余》又曰："此方养血清热之剂也，瘦人血少有热，胎动不安，素曾半产者，皆宜服之，以清其源而后无患也。"不难看出，仲景先师创当归散之意是采用先其时服药的方法，以预防妊娠、产后、新生儿疾病。这种在整体观思想指导下，将妊娠前、妊娠、产后视为一个连续的、密切相关的过程，并采用先其时服药的方法，以预防疾病的思想，实现初创妊娠病中医据质预测预防思想的雏形，对后世有着极大的影响。

二、隋朝时期——理论产生时期

个体预防，必源脏腑，妊娠病中医据质预测预防的思想在隋代进入理论准备时期。巢元方在《诸病源候论》中，明确提出了不同妇人个体与妊娠病的关系，曰："恶阻病者……此由妇人元本虚羸，血气不足，肾气又弱，兼当风饮冷太过，心下有痰水，挟之而有娠也。"胎动不安、胎漏病，"肾主腰脚，而妇人以肾系胞……若寒冷邪气，连滞腰脊，则痛久不已，后有娠，喜堕胎"。子肿病有"胎间水气，子满体肿者，此由脾胃虚弱，脏腑之间有停水，而挟以妊娠故也"。胎不长病有"过年不产，由挟寒冷宿血在胞而有胎，则冷血相搏，令胎不长，产不以时。若其胎在胞，日月虽多，其胎翳小，转动劳羸，是挟于病，必过时乃产"。胎寒病有"儿在胎之时，母取冷过度，冷气入胞，令儿著冷，至儿生出，则喜腹痛，不肯饮乳，此则胎寒，亦名难乳也"。从以上论述不难看出，"妇人元本虚羸，血气不足""脾胃虚弱""素体恒腰痛者""寒冷宿血在胞""母取冷过度"等不同的个体特点，与妊娠疾病的发生密切相关，并关系到胎儿的发育，以及幼儿的身体素质。这些古代医家在长期的临床实践中总结出的朴素理论，为后世妊娠病预防方法奠定了理论基础。

三、唐宋时期——临床实用阶段

迄于唐宋，妊娠病中医据质预测预防的思想进入临床实用阶段。各医学大家根据各自的学术造诣，导《诸病源候论》之源，从不同角度阐述预防的方法，并丰富了妊娠病中医治未病的理论。陈自明在《妇人良方大全》中，对个体特点与妊娠病的关系做了许多精辟论述。如"凡妊妇腰痛多堕胎""夫妊娠不长者，因有宿疾，或因失调，以致脏腑衰损，气血虚弱，而胎不长也。当治其疾，益其气血，则胎自长矣""妇人乳汁，乃气血所化。若元气虚弱，则乳汁短少……盖乳汁资于冲任，若妇人疾在冲任，乳少而色黄者，生子则怯弱而多疾"。在治疗上，陈自明不仅提出许多方药，并附治验，给后人许多启迪。如治胎萎不长验案，分别采用八珍汤倍加人参、白术、茯苓，以治脾气不足胎不长，又用六君加柴胡、山栀子、枳壳、紫苏、桔梗治疗肝脾郁怒、胎不长，辨证施治而获良效。在服药时间上，主张先其时服药。如"黄连汤，若曾伤二月胎者，当预服此药"。严用和在《济生方》一书中指出，胞肥难产形成的原因，多是身居富贵，嗜肥甘油腻之品，少于运动，易发难产。预防之法，当于临产前1个月，服无忧散，以理气滑胎，促进分娩。齐仲甫在《女科百问》中，也丰富了预防方法，曰："设若下血腹痛，盖系子宫久虚，致令堕胎，甚危甚于正产，若妊娠曾受此苦，可预服杜仲丸。"盖胞脉系于肾，故用杜仲丸以补肾安胎。又曰："白术散，调补冲任，扶养胎气，治妊娠宿有风冷，胎萎不长，或失于调理，动伤胎气，多致损坠，怀妊常服，壮气益血，保护胎脏。"

四、明清时期——理论与治法飞速发展时期

明清时期，妊娠病中医据质预测预防的思想进入理论与治法飞速发展时期。一方面，各医学大家进一步丰富了治疗方法；另一方面，进一步发展理论，使之日趋成熟。如养胎之法在《景岳全书·妇人规》中曰："妊娠胎气，本乎血气，胎不长者，亦惟血气之不足耳。故于受胎之后而漏血不止者有之，血不归胎也；妇人中年血气衰败者有之，泉源日涸也；妇人多脾胃病者有之，仓廪薄则化源亏而冲任穷也；妇人多郁怒者有之，肝气逆则血有不调，而胎失所养也。"《沈氏女科辑要》则曰："惟产不足月，而形有未备，或产虽足月，而儿极萎小者，皆母气不足为病，再有身时，须预为调补，自然充备。"可见中医养胎之法，至明清之时，十分重视辨证论治和以药物预防。又如安胎之法在《傅青

主女科》中曰："凡人内无他症，胎元坚固，即或跌扑闪挫，依然无恙，惟内之气血素亏，故略有闪挫，胎便不安。"在预防方法上，《景岳全书·妇人规》曰："凡治堕胎者，必当察此养胎之源，而预培其损，保胎之法，无出于此。"《女科正宗》一书也指出，对于胎漏、胎动不安之病，应在未妊娠时，调补气血，使气血充盛，再妊娠时，则无胎漏、胎动不安之患。又如滑胎之法在《景岳全书·妇人规》中曰："妊娠滑胎之法……但宜以培养气血为主，而预为之地。"《万氏妇人科》则指出："凡孕妇至八九个月，形盛胎肥腹大，坐卧不安者，防其难产，宜预服瘦胎丸……如胎气本怯，不可服瘦胎丸，欲防难产，达生散主之。"综上所述不难看出，明清时期，妊娠病中医据质预测预防的思想日趋成熟，理论阐述上强调辨证论治日趋全面，预防方法不断丰富，已初步形成了一个较完整的理论体系。

妊娠病中医妇人病质发病预测理论探讨

妇人病质是指疾病未发生之前，在多种因素影响下，妇人个体所具有的阴阳气血、脏腑经络偏盛偏衰的特点。由于这种特点因人而异，在一段时间内较为稳定，且又包含了某种潜在的病理因素，故称为妇人病质。不同的妇人病质直接影响到妊娠妇女对病因的易感，妊娠病的发病类型、程度、转归、预后。因此，探讨妊娠病的发病原因，不可忽视妇人病质与妊娠的关系，从患者机体内部寻找依据。

一、妇人病质与妊娠的相互关系

"脏腑本弱，因妊重虚"是妇人病质与妊娠相互关系的主要内容。妊娠期间，精血下注以养胎元，使机体处于相对阴血偏虚、阳气偏盛状态，复因胎儿逐渐长大，气机升降受阻，气血运行不畅，脾肾气化不利，痰湿易生。若平素为阴血不足、脾肾虚弱、气机郁滞之人，妊娠后复因调养不当，则极易发生妊娠病。现代医学认为，妊娠期妇女血液处于高凝状态，随着妊娠月份的增加，血红蛋白比值降低，易处于缺铁状态。某妇产科医院随机对457例在产科门诊定期检查的孕产妇进行了中医证型分布的研究，结果发现，随着妊娠月份的增加，阴血不足、脾虚等虚证呈上升趋势，产后迅速恢复到孕早期证型分布。可见"脏腑本弱，因妊重虚"是导致妊娠病发生的重要内在因素。

"脏腑本弱，因妊重虚"具有阶段性特点，即不同妇人病质与妊娠期某一阶段密切相关，易发生该阶段的疾病。如妊娠初期，阴血下注胞宫以养胎元，经血初凝，冲气旺盛，若肝血素亏，脾胃虚弱之人，则冲气挟肝气上逆犯胃，遂致妊娠呕吐。值得提出的是，异常妊娠对妇人起到损害作用，但维持正常妊娠，对纠正某些类型的妇人病质可起到一定积极作用。这个作用主要表现在，妊娠期间，阴血聚于胞宫以养胎，有助于胞脉充盈和通畅。因此，把握妊娠时机，维持正常妊娠，有助于纠正某些类型的妇人病质。

二、妊娠病中医妇人病质发病规律

（一）虚邪相应，邪气易留

"虚邪相应，邪气易留"是妇人病质与病邪之间存在着的一个基本规律，这个规律主要表现为，不同特点的妇人病质，对病邪的反应性并不相同。这是因为，不同的病邪不仅性质与特点有别，而且致病途径，易伤脏腑也有差异。当妇人病质所虚之处与病邪致病途径一致，虚之特点与病邪性质相吻合时，其人极易遭受这种致病因素的侵袭，感而发病。如素体阳热亢盛，阴虚内热者，孕后易为阳邪、情志所伤；素体脾虚湿盛者，孕后易为饮食、湿邪所中；素体气血亏虚，肾气不固者，孕后易伤跌仆房劳。正如《傅青主女科》曰："凡人内无他症，胎元坚固，即或跌仆闪挫，依然无恙，惟内之气血素亏，故略有闪挫，胎便不安。"

（二）虚疾同性同位，其病易发

由于各种疾病均有其独特的病理变化，不仅与某些脏腑功能失调有关，且有特定的发病部位。《医学真传》曰："脏气不足，病在脏；腑气不足，病在腑；经脉不足，病在经脉。"说明疾病的产生，唯虚位易发。因此，当妇人病质与某种疾病的病变特点相同，其虚位与该疾病病变部位相应时，其人就极易发生这类疾病。

素体血虚肝旺，脾胃虚弱者，易发恶阻。《千金要方》曰："凡妇人虚羸，血气不足……平时喜怒不节，或当风饮冷太过，心下有痰水者，欲有胎而喜病阻。"盖胎元初凝，经血不泻，冲气旺盛，若平素气血调和，脾胃健运，虽患恶阻，也甚轻甚暂；若素体血虚肝旺，急躁易怒，脾胃虚弱之人，每易冲气挟肝气犯胃，胃失和降，恶阻乃发。现代医学认为：妊娠期胃肠道平滑肌张力降低，贲门括约肌松弛，胃排空时间延长，胃酸及蛋白酶减少，这些改变，都可以加重脾胃虚弱的程度。有关资料也表明，恶阻多发生在神经质性格者，这些人多表现为对外事敏感，情绪波动大，急躁易怒。与非神经质性格者相比，有显著差异。

素体气血虚弱，脾肾亏损者，孕后易发胎漏、胎动不安。胎在胞中，赖气血滋养，脾肾固托。若素体气血虚弱，则胎无所养；脾肾素亏，胎元无以提系，或肾阴不足，热迫血行，则极易发生胎漏、胎动不安之病。笔者曾统计32例功能性子宫出血，中医辨证为肾虚证的患者，经治疗而妊娠，其中出现先兆流产症状者占21例。

素体阴虚阳盛之人，孕后阴血更虚，肝失所养，最易肝阳上亢，化热生风，发生子痫、子烦等疾。上述妇产科医院随机对457例定期检查的孕产妇调查表明，孕早期肝阴虚型妊娠高血压综合征发病率为65.91%，其他各型均在35%以下，至孕末期发展为子痫与无子痫相比，孕早期肝阴虚型所占比例各为17.26%及5.19%，差异非常显著。孕中期各型中发展为妊娠高血压综合征者，以肝旺脾虚型最高，约占61.11%。孕晚期与中期相似，只是在程度上有所发展。这一资料表明，肝阴虚证、肝旺脾虚证与妊娠高血压综合征的发生有一定内在联系，其证型的表现往往早于妊娠高血压综合征临床发病时间，可视为妊娠高血压综合征的发病预兆。

素体气血亏虚，情志郁结，形盛气滞者，孕后易发难产。难产之由，总归气血虚弱或气滞血瘀，影响胞宫活动所致。《万氏妇人科》曰："富贵之家，保爱孕妇，惟恐运动……临产必难，甚至闷绝。即如贫家之人，勤动劳苦，生育甚易，明可微矣。"《女科撮要》也曰："余家亲验之，大抵难产，多患于郁闷安逸富贵之家。"日本宫崎医科大学产妇人科森宪正对13例体重80 kg以上的孕妇统计结果表明，其中7例出现延长分娩、胎位异常、巨大儿、剖宫产。现代医学也认为，精神紧张造成自主神经系统不平衡，可导致子宫肌肉收缩功能紊乱，使产程延长，终致难产。

素体脾虚湿停者，孕后易发水肿。《诸病源候论》曰："胎间水气，子肿体满者，此由脾胃虚弱……而挟以妊娠故也。"此乃胎气壅阻，水湿不运，湿困脾土，若素体脾虚，因妊重虚，极易脾失健运，水湿泛滥，发为水肿。有关资料表明，妊娠水肿主要表现为脾虚型，脾虚证往往早于妊娠水肿发病时间。

（三）母胎一体，胎气随母

胎在母腹，气血相通，与母亲同呼吸共安危，构成一个有机整体。虽然母胎之间，互为影响，不过中医学尤其注重母体对胎儿的影响，古代医家视母胎为大小天地之喻，即为此义。早在《诸病源候论》中云"胎之在胞，血气滋养"，指出胎儿赖母之气血以为养，此为其一。胎在母腹，气通于母，故"孕之胎气，必随母之脏气以为改变"（《景岳全书·妇人规》），此为其二。再者，脏腑分月养胎，各有所主，脏气也必传胎。故《育婴家秘》："苟一脏受伤，则一脏之气失养而不足也。"因此，母体气血充足，冲任脉旺，阴阳调和，气质完备，是保证胎儿正常发育的基本条件。若母体素体气血亏虚，则胎无所滋；素阴阳寒热之气不调，则偏气传胎；素气质有亏，则胎禀气不全。因此，妇人病质不同，对胎儿的影响也有差异。

脾肾素虚，气血不足，则胎失所养，孕后易发胎萎、胎不长等疾。如《景岳全书·妇人规》曰："妊娠胎气，本乎血气，胎不长者，亦惟血气之不足耳。故于受胎之后，而漏血不止者有之，血不归胎也；妇人中年血气衰败者有之，泉源日涸也；妇人多脾胃病者有之，仓廪薄而化源亏而冲任穷也。"由于胎儿不能很好发育，所以形不完备，低体重儿，生子怯弱而多疾。有关资料表明，母亲血红蛋白低于75 g/L者，低体重儿的发生率为42%；在75～88 g/L者，低体重儿发生率为32%；大于90 g/L者，其发生率为12.7%。

母之脏气阴阳寒热不调，胎随母气。胎在母腹，赖母之气血以为养，而母之脏气之偏性，也每影响胎气，使之"随感而变"，如《景岳全书》曰："夫孕之胎气，必随母之脏气，大都阴虚者多热气，阳虚者多寒气。"《妇科正宗》曰："母寒亦寒，母热亦热，母饥亦饥，母饱亦饱，皆因虚而感，随感而变。"由于胎气随母而变，故新生儿发病亦随母不同，如小儿变蒸在《保婴撮要》中："其有不热不惊者，略无证候而暗变者，盖受胎气壮实故也。"《诸病源候论》有"小儿在胎，其母脏气有热，熏蒸于胎，至生小儿体皆黄，谓之胎疸也"，虽症状表现不一，但"随母而变"的道理相同。

母之脏腑组织气质不全者，胎气随母。脏腑分月养胎，各有所主，脏气也必下传于胎，所以母之脏气充实与否，也必然影响于胎儿，若母之脏气不充，则"胎之一脏失养"，往往发生先天"气形之病"。所以中医学认为，诸如"附赘重疣，骈拇枝指，侏儒跛躄……聋盲喑哑"等，多与母体禀赋有关。随着遗传学的发展，这种朴素的认识，正在不断得到科学的验证，比如，有人统计小儿花剥苔与遗传因素有关，调查其父母，也大都有类似病史。

综上所述，虚邪相应，邪气易留；虚疾同性同位，其病易发；母胎一体，胎随母气，构成了妊娠病中医妇人病质发病预测学的基本内容和规律。"脏腑本弱，因妊重虚"是其理论核心。从以上论述不难看出，妊娠病的预防，更应注意妇人不同病质对疾病的反应性，力在修补机体内阴阳气血、脏腑经络偏盛偏衰的状态，进而达到预防的目的。

运用两步法、三步法治疗排卵障碍性不孕症

排卵障碍性不孕症是妇科临床的疑难病症，也是不孕症的主要因素。在我国，不孕症发病率已婚夫妇占7%～10%，其中因排卵障碍造成的不孕患者占25%～30%。由于不孕给患者和家庭都带来了很大的压力和痛苦，有效治疗本病，是医学界关注的问题。随着辅助生殖医学的发展，西医治疗排卵障碍性不孕症虽然取得了一定的疗效，但是促排卵所带来的风险和副作用，以及高排卵、低妊娠，也被大家所关注。在中药人工周期理论指导下，采用两步法、三步法治疗本病，取得了较好的疗效。

一、理论基础

排卵期在中医学称谓"氤氲""真机""的候"，月经正常来潮，肾阴阳正常的消长转化是排卵的基础。明确了月经产生的主要机制，是肾—天癸—冲任—胞宫生殖轴作用的结果。

月经的产生是以肾气盛，化生天癸为主导。天癸为元阴物质，表现出化生月经的动力作用。冲任受督带的调节和约束，受脏腑之血的资助，在天癸的作用下，广聚脏腑之血，血海按时满溢，满溢于胞宫，化为经血，使月经来潮。在月经生成机制中，还需肝、脾、心三脏的密切配合。月经周期分为经后期（卵泡期）、经间期（排卵期）、经前期（黄体期）、行经期（月经期）。在月经周期性调节机制中，是以肾为中心，肾阴阳消长转化为主线，肝、心、脾三脏密切配合的结果。经后期，阴血逐渐充盛，卵泡发育逐渐成熟，至排卵前，肾的阴精逐渐充盛

至极，卵泡发育成熟，在肾阳的促进下，由阴转阳，发生排卵；经前期（黄体期），阳气逐渐充盛，血海充盈，有助受精卵的种植。至月经前，阳气充盛至极，由阳转阴，月经来潮。由此可见，月经正常来潮，肾阴阳正常的消长转化是排卵的基础，其中肾发挥着主宰作用。

肾藏精，主生殖，为先天之本，内寓真阴、真阳，《素问·六节藏象论》云："肾者主蛰，封藏之本，精之处也。"《素问·金匮真言论》云："夫精者，身之本也。"肾精分先天之精和后天之精，先天之精又称生殖之精，禀受于父母，是形成子代胚胎的原始物质。肾气充盛，天癸始能泌至，注于冲任，促进冲任二脉通盛及生殖之精的成熟。而卵泡能否发育成熟，又取决于卵母细胞的质量和肾精是否充盛。肾精气包含肾阴和肾阳，肾阴是卵子发育的物质基础，肾阳是卵子生长与排出的动力。肾阴不足，卵子因缺乏物质基础而不能成熟；肾阳亏虚，不能鼓舞肾阴的生化和滋长，也可导致卵子不能发育成熟，或不排卵。

此外，肝主疏泄，调畅全身气机。肝主疏泄功能正常，气机条达，冲任经络气血畅通，是肾阴阳转化的重要条件。肾藏精，封藏之本，主合；肝主疏泄，调畅气机，主开。在月经周期两次阴阳消长转化过程中，肝肾二脏，一开一合，开合有度，促进卵子规律排出和月经按时来潮。所以在月经调节和排卵的机制中，不仅要重视肾，还应重视肝肾二脏。肝失疏泄，肝郁气滞，气血不畅，排卵受阻。肝气横逆克脾，或肾阳不能温煦脾阳，使脾失运化，水湿内停，生痰生湿。女子肝郁，最易化热，湿热相合，蕴结下焦。瘀血、湿热阻滞气机，更难受孕。因此，肾精的充盛是排卵的基础，冲任经络气血的和畅是排卵的条件，肾阴阳的消长转化失常是排卵障碍性不孕症病机的关键所在，而气滞、痰湿、瘀血是标。

二、治疗方法

根据月经周期中经后期(卵泡期)、经间期(排卵期)、经前期(黄体期)、行经期四个不同时期阴阳消长转化规律，结合患者不同的证候，给予不同的治疗方法。采用中药人工周期方法，运用两步法、三步法治疗本病。

（一）经后期(卵泡期)

经净时胞脉空虚，阴血不足。此时血室关闭，子宫藏而不泻，通过蓄养阴精，使精血渐长充盛于冲任二脉，卵泡逐渐发育。因此，经后期以滋补肾阴养精血为治则，为卵子的发育成熟奠定物质基础。用补肾填精助孕方。

【处方】熟地黄20 g，生山药30 g，山茱萸15 g，枸杞子15 g，菟丝子20 g，淫羊藿20 g，醋龟板12 g，鹿角霜12 g，当归15 g，白芍15 g，炒白术15 g，鸡内金12 g。

【用法】月经来潮第5日开始服用，每日1剂，水煎煮，早、晚各1次，连服6~7剂。

【方解】方中熟地黄、生山药、山茱萸、枸杞子补肾填精；当归、白芍养血；菟丝子、淫羊藿温补肾阳，阴阳并补，阳中求阴。醋龟板滋阴潜阳，益肾健骨，善于补阴；鹿角霜能温肾助阳，收敛止血，善于补阳。以上两者均为血肉有情之品，一补阴、一补阳，补肾助阳，填精益髓。炒白术、鸡内金健脾开胃，防诸药滋腻。全方补肾精养血、益肾气，阴阳并补，促进卵泡发育。

（二）经间期(排卵期)

经过卵泡期的蓄养，阴精充沛，冲任气血充盛，在肾阳的温煦下，熏腾阴精则出现氤氲之候，此时阴精充盛至极，在阳气的协助下，由阴转阳，发生排卵。因此经间期以补肾温阳，行气活血为治则。在温润填精促进阴精充足基础上，加入助阳调气活血之品，促进由阴转阳，发生排卵。

【处方】补肾活血助孕方。熟地黄20 g，生山药30 g，枸杞子15 g，菟丝子20 g，淫羊藿20 g，桂枝12 g，桃仁12 g，赤芍15 g，茺蔚子20 g，鸡内金10 g。

【用法】卵泡后期，卵泡直径达13 mm时，每日1剂，水煎煮，早、晚各1次，连续服4~5剂。

【方解】方中熟地黄、生山药、枸杞子滋补肾精；菟丝子、淫羊藿温补肾阳，使阴精充盛至极；桃仁、赤芍、茺蔚子、桂枝活血通阳，促进阴阳转化，发生排卵；鸡内金消食化瘀。全方补肾助阳活血，促进卵泡破裂排卵。

（三）经前期(黄体期)

此期女子阳气生长，渐至重阳，血海充盈为孕育做好准备。若阳长不及，乃至阳虚，子宫温煦生化不足，则无法暖宫助孕。且女子以肝为先天，不孕症患者久婚不孕，盼子心切，自身心理压力较大，常常情志不遂，每致肝气郁结，疏泄失职，导致冲任失常，月经失调，难以摄精生子。故以补肾健脾、理气助阳为治则，使精卵顺利种植受孕，还可先其时安胎，防止先兆流产。故用补肾健脾助孕方为主。

【处方】黄芪20 g，党参15 g，炒白术15 g，熟地黄15 g，生山药30 g，枸杞子15 g，菟丝子20 g，续断15 g，桑寄生15 g，黄芩10 g，苏梗15 g，砂仁4 g（后下）。

【用法】排卵后，每日1剂，水煎煮，早、晚各1次，连服7~10剂。

【方解】本方适合黄体期的治疗。方中熟地黄、生山药、枸杞子滋补肾精；菟丝子、续断、桑寄生温补肾气，且有安胎之效；黄芪、党参、炒白术健脾益气；黄芩清胎热，又防诸药过热；苏梗、砂仁理气和胃，还可理气安胎。全方共奏补肾健脾，温阳理气安胎之功。

三、临床应用

临床多采用中药人工周期疗法，本治法适用于排卵障碍不孕症，月经基本规律，或连续两个周期出现月经周期提前7日或延后7日以上不足2周。或多囊卵巢综合征、下丘脑性闭经、高泌乳素血症、卵巢功能低落

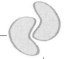

者等，在调整月经周期后，可适用本方法促进排卵。在临床上可以根据不同的病情、证候，选择在不同时期内服用不同的药物。

（一）两步法

1.选择卵泡期和黄体期用药治疗 补肾填精助孕方在月经来潮第5日服药，服至排卵停药，每日1剂，分早、晚水煎温服；然后在月经来潮第16日左右，也就是排卵后第2日服用补肾健脾助孕方，每日1剂，分早、晚水煎温服，一般服用7~10剂；行经期不用药。本法适用于小卵泡型。

2.选择排卵期和黄体期用药治疗 补肾活血助孕方在排卵期服用，服用到排卵后第2日停药，每日1剂，分早、晚水煎温服，一般服用4~5剂；然后服用补肾健脾助孕方，每日1剂，分早、晚水煎温服，一般服用7~10剂；行经期不用药。本法适用于卵泡偏大不破型。

（二）三步法

选择卵泡期、排卵期和黄体期用药。补肾填精助孕方在月经来潮第5日服药，服药至月经来潮第11日左右，卵泡直径达到13 mm以上时停此方，每日1剂，分早、晚水煎温服，一般服用6~7剂；补肾活血助孕方在排卵期服用，即在卵泡发育到直径13 mm以上，给予此方，服至排卵后第2日，每日1剂，分早、晚水煎温服，一般服用4~5剂；然后在月经来潮第16日左右，也就是排卵后第2日服用补肾健脾助孕方，每日1剂，分早、晚水煎温服，一般服用7~10剂；行经期不用药。本法适用于卵泡基本成熟，但不排卵者。

四、应用体会

（1）排卵障碍性不孕虽以肾虚为主，但同时可兼有肝郁、痰湿、瘀血、脾虚、湿毒等证候，需要临证仔细辨证，在补肾的基础上，随症加减。

（2）治疗本病，要灵活掌握服药的日数。对于小卵泡型，多为肝肾精血亏损，难以达到"重阴"，治疗上重在滋补肝肾，填精养血，可以持续服用补肾填精方，使肾气旺，精血足，卵泡充盈到一定大小，自可破裂排卵。对于卵泡持续长大而不破裂者，可直接服用补肾活血方，并加用皂角刺等软坚破瘀之品，促进卵泡破裂。

（3）在用药时，要注意阴阳互补。卵泡期加入菟丝子、淫羊藿，则"阴得阳助而源泉不竭"，且助阴阳转化。

（4）鼓励患者放松心情，增加战胜疾病的信心，"吃好、睡好、心情好"，养成良好的生活习惯，按时就餐，充足睡眠，勿熬夜，精神放松，配合治疗。

治疗输卵管性不孕的经验

输卵管性不孕是由于多种因素导致输卵管阻塞或通而不畅进而引起不孕的一类疾病，是不孕症重要原因之一。由于长期不孕，给患者和家庭带来很大的痛苦，因此，有效防治本病，有着现实意义。笔者采用中医药综合疗法治疗本病，取得了较好的疗效。

一、病因病机

中医学虽然没有"输卵管性不孕"的病名，但《沈氏女科辑要》曰："若子宫受病，子管闭塞，子核有恙，核无精珠者，皆不受孕。"其中"子管"即输卵管，说明了输卵管不通是女子不孕的一个重要因素。我们认为本病的主要病因病机是由于引产术、人工流产术、经期等，胞门未闭，瘀血未净之际，而复感湿、热、寒之邪，致湿、热、寒之邪与血相搏结，造成气血凝滞，湿、热、寒、瘀互结胞脉，胞脉瘀阻两精不能相合而致不孕。本病有以下特点：湿为阴邪，其性黏滞，与热邪交争留阻胞脉而致气机不畅，气滞血瘀而为瘀，湿热寒瘀之邪互结，胶结难解，易积成形，可进一步阻滞气机，导致湿、热、寒、瘀邪停

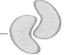

留，加重胞脉阻滞，形成恶性病理循环。血不利则为水，血脉运行受阻，气机不畅，则更助湿邪产生，易形成积液。湿热寒瘀互结，损伤胞脉，胞脉不能运卵养卵。日久不愈必然损耗机体正气，致正气虚损，抗邪能力下降，形成瘀久必虚，虚而至瘀的恶性病理循环。

二、治则治法

以活血化瘀、清热利湿解毒、疏通胞脉、软坚散结为基本治疗原则。由于本病湿、热、寒、瘀邪互结，易积成形，缠绵难愈，故采用中药口服、中药直肠给药、药物透肤、物理疗法等综合治法增强疗效。

1.中药口服　输卵管不通多因湿热寒邪与血相搏结，气血凝滞，湿热寒瘀互结胞脉，胞脉瘀阻，两精不能相合而致不孕。故活血化瘀，软坚散结，清热利湿解毒，疏通胞脉为基本治则。自拟通管方，基本药物有桃仁、红花、当归、川芎、赤芍、三棱、莪术、生薏苡仁、蒲公英、败酱草、路路通、王不留行、桂枝、黄芪等。方中以桃仁、红花、当归、川芎、赤芍活血化瘀；三棱、莪术软坚散结；路路通、王不留行活血消癥，疏通胞脉；生薏苡仁、蒲公英、败酱草清热利湿解毒；佐以桂枝取其助阳通络，其温通之性能遏制清热药的凉性；本病日久正气必虚，故用黄芪补气，防功伐太过。

辨证加减：肝郁者，加柴胡、香附；输卵管积水者，加泽泻、车前草；肾虚者，加菟丝子、淫羊藿、鹿角霜；输卵管僵硬、盆腔粘连较重者，加土鳖虫，软化胞脉，恢复正常的功能。

本病日久正气损伤，故常配合乌鸡白凤丸、八珍益母丸等中成药养血补血，调补冲任。促孕期间，在排卵前，在促排卵的中药中，佐加活血通管中药，防止宫外孕的发生。

2.综合治疗　配合中药直肠给药、药物透肤、物理疗法等综合治法增强疗效。

3.西医手术　在介入、宫腹腔镜等术后，采用中医药治疗以提高疗效。

围绝经期综合征的中医认识和治疗体会

围绝经期综合征（PMS）是妇女在绝经前后，出现的如烘然而热、面赤汗出、烦躁易怒、失眠健忘、精神倦怠、头晕目眩、耳鸣心悸、腰背酸痛、手足心热，或伴有月经紊乱等临床症状。本病为妇女从生育期向老年期过渡的常见病、多发病。

据有关数据显示，目前我国约有1.3亿围绝经期妇女，其中约有60%围绝经期妇女患有或轻或重的围绝经期综合征。围绝经期综合征在人群中的比例随着寿命的延长、人口老龄化而升高。这部分女性的生存质量受到极大的挑战，相关疾病如抑郁症，远期疾病如冠心病、绝经后骨质疏松症，直接影响身体健康，并对家庭带来很大的影响。因此，有效防治围绝经期综合征显得非常迫切和必要。

西医学认为本病主要由于雌激素水平降低、神经—内分泌—免疫轴功能失调所致。其治疗多是通过心理调摄、激素替代治疗及对症治疗。其中激素替代治疗是通过补充雌激素不足，可减轻促性腺激素不适当升高而引起的潮红、多汗、失眠等症状，还对骨质疏松的防治有所帮助。但是激素替代治疗具有一定的副作用，可能有增加子宫内膜癌、乳腺癌等疾病的风险，且激素疗法患者依从性较差。因此，寻找安全有效的治疗方法势在必行。

中医药治疗围绝经期综合征有着悠久的历史和丰富的经验，也是中医药研究的热点领域。从目前研究来看，中医药对围绝经期综合征的治疗有良好的疗效，并且副作用小，患者更容易接受，依从性较好。因此，对围绝经期综合征的治疗，中医药具有优势和特点。

一、相关概念

1.围绝经期　妇女由生育期到老年期的这一阶段称为围绝经期，又

160

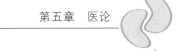

分为绝经前期、绝经期和绝经后期三个阶段，在40～60岁。

2.绝经期 月经持续1年无来潮为绝经期，约在50岁。

3.围绝经期综合征 由于绝经期前后卵巢功能以及全身神经、内分泌、免疫、代谢功能的明显减退，出现潮热、汗出、烦躁、易激动、失眠等症状，称为围绝经期综合征，尚可伴随出现心悸、高血压、阴道干燥、尿频急、牙松动、腰背疼痛、记忆力减退等神经、心血管、骨骼、泌尿生殖各系统的衰退病症。

4.非自然绝经 双侧卵巢切除或放射治疗后卵巢衰竭，或卵巢早衰、卵巢不敏感综合征，也可出现围绝经期综合征。

二、病因病机

（一）肾精气亏虚是其本，以肾阴亏虚为多见

妇女时值围绝经期，肾中精气衰退，天癸将竭，冲任二脉亏损，精血不足，月经逐渐减少而至绝经，生殖能力逐渐下降而至消失。正如《素问·上古天真论》曰："女子七岁，肾气盛，齿更发长，二七天癸至，任脉通，太冲脉盛，月事以时下，故有子……七七任脉虚，太冲脉衰少，天癸竭，地道不通，故形坏而无子也。"明确指出了肾与妇女月经、生殖和衰老有着极其密切的关系。

肾藏精，主生殖，为先天之本，储精之处，与人的生、长、壮、老、已关系密切。肾气的盛衰决定着妇女的月经、孕育、生长与衰老。《素问·阴阳应象大论》云："人年四十而阴气自半也，起居衰矣。"妇女绝经前后，肾中精气处于虚损状态，天癸渐竭，冲任二脉也随之衰少，在此生理转折期，常因疾病、社会心理等因素，易导致机体阴阳平衡失调，冲任失调而发为本病。《景岳全书·不寐》有"真阴精血之不足，阴阳不交，而神不安其室耳""有因肾水不足，真阴不升，而心阳独亢者，亦不得眠"，明确指出绝经前后失眠、焦虑、神志不宁等都与精血不足有关。《灵枢·海论》云："髓海有余，则轻劲多力；髓海不

足，则脑转耳鸣，胫酸眩冒，目无所见，懈怠安卧。"可见，肾精亏损、肾精气不足是绝经前后出现头晕、耳鸣、腰膝酸软、心烦不寐、崩漏、五心烦热等一系列症状的病理基础。所以肾精气衰退、阴阳失调是绝经前后诸症的根本病因。

多数学者认为，本病以阴虚证为主要证候，占发病的70%～75%。其中又以肾阴亏虚为多见。女子属阴，其一生经、孕、产、乳均以阴血为用。而绝经前后诸症患者历经经、孕、产、乳，数伤阴血，机体处于"阴常不足，阳常有余"的生理状态，又因"年逾四十而阴气自半"，若因素体阴虚或房劳多产；或情志内伤、气火伤阴；或大病久病、穷必及肾等，肾阴就会更加亏虚，不能灌溉五脏、滋养诸经，以致鬓发白、筋骨懈惰、脏气失和，进而变生诸症。所以，肾精气亏损、阴阳失调是本病的发病之本，其中以肾阴亏虚最为多见。

（二）阳亢火炎是其标

绝经前后诸症，临床由肾阴虚导致的心火上炎、肝阳偏旺最为多见。中医认为，心肾属水火既济关系，肾肝属于精血同源关系。肾阴不足不能上济于心，可使心火独亢，出现心肾不交、水火失济，临床常见面部烘热、心悸、心慌，以及失眠、烦躁、焦虑、抑郁等心火上炎症状；肾阴亏虚，肾水不足以涵养肝木，则肝阴不足，阴不敛阳，以致虚阳浮越、肝阳上亢，临床常见眩晕耳鸣、面部烘热、腰膝酸软、心烦急躁、咽干口苦、心悸健忘、失眠多梦等一系列肝肾阴虚、虚阳浮越、肝阳上亢症状。可见绝经前后诸症其基本病机特点是本虚标实，肾阴亏虚、阴阳失衡是本，心火上炎、肝阳偏旺是标。

（三）病变涉及心、肝、脾

本病病位主要在肾，病机为肾精气虚衰，肾阴阳失调，每易波及其他脏腑。就本病而言，主要波及心、肝、脾三脏，而出现二脏、三脏病变互见的证候。偏于心，则常见心阴亏虚、心肾不交；偏于肝，则常见肝肾阴虚、肝阳上亢；偏于脾则常见脾肾阳虚、脾胃虚弱等。

1.肾阴亏虚，致心阴不足　肾阴，又称元阴、真阴、命门之水，为人体阴液之根本，五脏六腑之阴，非肾阴不能滋养。肾居下焦属阴，在五行中属水；心居上焦属阳，在五行中属火。生理情况下，心火（阳）必须下降于肾，使肾水不寒；肾水（阴）必须上济于心，使心火不亢，此为"水火既济"。这种关系是以心肾阴阳升降的动态平衡为其重要条件的。故《慎斋遗书》曰："心肾相交，全凭升降。而心气之降，由于肾气之升；肾气之升，又因心气之降。"而绝经期女性历经"经、孕、产、乳"，数脱于血，加之"年四十而阴气自半"，多肾阴亏虚。肾阴不足可致心阴亏虚，心神失养；阴虚火旺，热扰心神，出现心肾不交。症见心烦失眠、心悸易惊，甚至情志失常等。肾阴不足还可致心阴亏虚，心主血脉的功能失常，出现心悸怔忡、胸闷不安。故治疗绝经前后诸证心肾阴虚证，当紧扣基本病机，滋补肾阴，宁心安神。

163

2. **肾阴亏虚，至肝阴不足** 肝藏血，肾藏精，精生血，精血同源。吴鞠通云："少阴藏精，厥阴必待少阴精足而后能生。"说明肾精化生肝血，肝血滋养肾精，二者相互滋生，相互转化。肾阴不足可引起肝阴不足，肝阴亏损不能制约肝阳而导致肝阳上亢，出现头晕目眩，头痛等。肝阴亏虚，易致肝气偏旺，气机紊乱，而出现情绪不宁，烦躁易怒，失眠多梦等症。因此治疗本病，更应滋补肝肾，疏肝养肝平肝，顺应肝条达畅茂之性，以养其血，而疏其郁，以柔克刚，以养为法。

3. **肾阳不足，致脾肾阳虚** 脾主运化，为后天之本，气血生化之源。肾藏精，为先天之本，肾中精气需要靠后天之精不断的充养，才能逐渐充盈达到成熟。而脾之健运，又需肾阳的温煦，才能运化水谷精微，化生气血，二者相互滋生，相互促进。若肾阳不足、温煦无力，则致脾胃虚弱，气血生化乏源，肾精不能得到来自脾胃所化生的气血津液的温养和补充，则更衰少，而天癸又是以肾中之精为物质基础的，故天癸也随之衰退，月经渐断。因此，绝经前后肾阳亏虚，可致脾胃失于温煦、脾失健运，出现脾肾阳虚证候。

脾主运化，肾司二便。肾阳不足，脾阳失于温煦，运化失司，水湿停聚，症见纳呆食少、脘腹胀满、颜面肢体浮肿、大便溏薄等。脾肾阳虚，气化不利，清阳不升，清窍失养，常见头晕头痛、情绪低沉、神疲嗜睡、形寒肢冷等。

三、治疗以滋养肾阴为主，兼顾心、肝、脾

（一）治病求本，补养肾阴是关键

围绝经期综合征的主要病机是肾的精气虚衰，阴阳平衡失调，多波及心、肝、脾三脏。临床以肾阴亏虚、阴虚阳亢为主要证候。肾阴亏虚是其本，阳亢火炎是其标。治以滋补肾阴、清泻相火、平肝潜阳为基本大法，使得肾阴得充、精血得养、虚火得清、亢阳得平。临床以自拟滋阴潜阳方为基本方，随症加减。基本方为黄柏12g，知母12g，生地黄15g，生山药30g，山茱萸15g，菟丝子9g，当归15g，生白芍15g，川楝子9g，丹参15g，生龙骨、生牡蛎各30g，炒白术15g，鸡内金10g。方中以生地黄、生山药、山茱萸滋补肾阴；当归、生白芍养肝血，取其"精血互化"之义；川楝子清肝热；阴虚多兼内热，故以黄柏、知母清肾中虚火；生龙骨、生牡蛎平肝潜阳；丹参活血；少佐菟丝子温阳，取其"善补阴者，必于阳中求阴"之义；炒白术、鸡内金健脾消食，防诸药滋腻。全方共奏滋阴清热，平肝潜阳之功。随症加减：若内热偏重者，可加黄连；烘热汗出偏甚者，加浮小麦、钩藤；头痛者，去生龙骨、生牡蛎，加钩藤、石决明等。脾胃虚弱者，去生地黄，其中胃脘胀满者，加苏梗、砂仁；大便溏泄者，加炒扁豆。

（二）偏肝、偏心、偏脾不同，用药各有侧重

绝经前后诸症的基本病机是"其本在肾，涉及心肝脾"，在本证中，除肾阴亏虚的主要临床表现外，常可见偏心、偏肝、偏脾的不同证候。

（1）偏于心者，主要表现为心主血脉或心主神明功能失常。前者常见心慌、心悸，后者则以失眠多见。以心慌、心悸为主者多以自拟滋阴宁心方加减，胸闷者加全瓜蒌、薤白、郁金等；若神志被扰，症见失眠

者，则以天王补心丹加生龙骨、生牡蛎、莲子心、知母等养心安神，清心除烦。

（2）偏于肝者，主要表现为情绪不宁、心烦易怒或者失眠。以前者为主者，常以丹栀逍遥散合甘麦大枣汤为主方，酌加山茱萸、生地黄、知母、钩藤、生龙骨、生牡蛎等；以失眠为主者，常以自拟疏肝养阴安神方加减治疗。

（3）偏于脾者，主要表现为脘腹胀痛、泄泻。以前者为主者，治疗常用本证基本方去生地黄加木香、苏梗、砂仁、鸡内金等健脾和胃、行气止痛；以后者多见者，常以参苓白术散为主加减，以健脾益气、渗湿止泻。治疗绝经前后诸证的补肾养阴药大多寒凉味厚，容易滋腻碍胃，故临床用药要注意兼顾脾胃，常在养阴药中酌加鸡内金、炒白术等。

（三）平调阴阳，善于阴中求阳、阳中求阴

绝经前后诸证也可见到肾阳虚、肾阴阳两虚的证候。《景岳全书》云："善补阳者，必于阴中求阳，则阳得阴助而生化无穷；善补阴者，必于阳中求阴，则阴得阳升而泉源不竭。" 故在治疗上，要善于阴中求阳、阳中求阴。肾阴亏虚者，重在滋补肾阴，少佐补肾阳；肾阳亏虚者，重在滋补肾阳，少佐补肾阴，常以温肾壮阳，填精养血为法，采用右归丸加减治疗；肾阴阳两虚证，常以补肾扶阳，滋肾养血为法，采用二仙汤(仙茅、淫羊藿、当归、巴戟天、黄柏、知母)加味治疗。

（四）标本兼顾，从虚、热、瘀调治绝经期功血

绝经期功血是指妇女绝经前后因卵巢功能减退，卵泡几乎耗竭，不能正常排卵引起的月经周期、经期、经量紊乱。此病是妇科临床常见病、多发病，也是疑难急重病证，属中医学崩漏范畴。

在临床实践中，认为本病的主要病因病机为肾阴亏虚，阴虚内热，热迫血行，或兼有瘀血瘀毒，损及冲任，冲任不固，不能制约经血，使子宫藏泻失常，经血非时妄下所致。绝经期崩漏虽然证候复杂，但其基本病机仍是以肾阴虚为本，冲任瘀热瘀毒为标。临床治疗要抓住"虚、热、瘀"特点，用药宜清宜凉，攻补兼施。

165

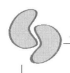

治疗以滋阴固肾、柔肝清肝、健脾为主，辅以清热凉血止血、化瘀解毒之品。以滋阴固冲汤化裁（炒黄柏、生地黄、熟地黄、生山药、山茱萸、续断、白芍、川楝子、旱莲草、荆芥炭、地榆炭、鸡内金、白术），兼有瘀者，酌加田三七末、炒蒲黄、茜草炭化瘀止血；兼有湿毒者，选用败酱草、蒲公英清热利湿、祛瘀解毒。

滋阴固冲汤以生地黄、熟地黄、生山药、山茱萸滋补肾阴；炒黄柏清虚热，伍以续断取其阳中求阴，加强肾之封藏；肾阴亏损，多致肝阴不足，肝气偏亢，故以生白芍、川楝子柔肝清肝；旱莲草补肝肾阴、凉血止血，地榆炭凉血止血，荆芥炭引血归经、理血止血，三药合用固摄冲任；又以炒白术、鸡内金健脾和胃，使脾气充盛、统血有权，又防诸药滋腻，且鸡内金又能化瘀，防止血留瘀之弊。全方共奏滋阴补肾、清热凉血、固摄冲任之功。

（五）心理疏导，重视人文关怀

在临证时，尤其重视调畅情志和心理疏导在治疗中所起的重要作用，在药物治疗的基础上，给予患者必要健康教育及生活指导，以帮助患者顺利渡过围绝经期。

（1）通过心理疏导、精神安慰等方法，使绝经前后女性保持良好的心态，让患者认识到围绝经期的生理变化，增强患者战胜疾病的信心，叮嘱患者调整好心态，建立和谐的家庭人际关系，保持平和乐观的情绪。

（2）指导患者增强自我调节和控制能力，让患者学会自我控制情绪，以豁达的胸怀面对社会，以应对各种心理、社会的刺激，维护身心健康，从而达到"以喜制悲""以喜胜忧"的目的。

（3）建议患者培养自己的兴趣爱好，充实自己的生活，保持良好的生活习惯，同时坚持从事力所能及的工作及家务劳动，劳逸结合。将自己的注意力从围绝经期症状上转移到其他方面，以减轻郁闷的心理和不适。

（4）坚持锻炼。适当的运动能使人精神愉快，身心放松，思想安宁，食欲增加。患者可选一些适合自己的体育项目，比如散步、跳舞、打太极拳等。

（5）合理饮食。绝经期患者饮食要注意营养搭配合理，食物品种多样化，少食辛辣刺激及肥甘厚味。平时可选择具有补益肾阴、宁心清肝功效之品食疗，如山药、银耳、枸杞子、莲子、菊花等，另外多食含钙和维生素D的食物，以减少骨质疏松和心血管等疾病的发生。

对青春期功能性子宫出血的中医认识及诊疗思考

青春期功能性子宫出血（简称青春期功血）属于中医学"崩漏"范畴，又称室女崩漏。发病率约占功血的20%，其中无排卵和黄体形成者占55%~75%。现代医家结合青春期少女生理和病理特点，在其病因病机的论述中有所侧重。但多数学者认为：肾虚是本病之本。根据青春期功血的临床表现、对其病因病机认识及治疗经验，笔者认为，本病的发生主要在于少女肾气尚未充盛，天癸未充，冲任功能尚未成熟，易受内外因素的影响导致冲任损伤，以致不能固摄经血，非时而下。其病位主要在肾，涉及心、肝、脾等脏。

一、"肾气虚损，冲任不固"为本病主要病机

《素问·上古天真论》曰："女子七岁，肾气盛，齿更发长；二七而天癸至，任脉通，太冲脉盛，月事以时下，故有子。"中医学认为月经的产生是在肾气盛、天癸至的前提下，任通冲盛，脏腑、经络、气血共同作用于胞宫，使之藏泻有序，经水如期而至。各个环节相互联系，不可分割，现代中医妇科医家称之为肾—天癸—冲任—胞宫生殖轴。其中，肾气在月经产生过程中起着主导作用，为月经来潮的关键。肾为先天之本，天癸之源，冲任之本，气血之根，内寓元阴元阳，与胞宫相

系。肾藏精，主生殖，精能化血，血能化精，精血互化，为月经来潮的物质基础，故《傅青主女科》谓"经本于肾""经水出诸肾"。青春期少女正值发育初期，肾气初盛，天癸始至，冲任未充，机体发育尚未成熟，易受外界各种刺激的影响，易伤及肾气，导致冲任失调。青春期少女多处于学业压力大，精神紧张的应激状态，加之心理不成熟，调节能力差，易出现焦虑、烦躁、抑郁等不良情绪，出现肝气郁结；或肝气偏亢、心神不宁、气机紊乱；或饮食不节、饥饱无度、喜食肥甘厚腻、节食挑食，损伤脾胃。脾气虚弱，无力统血，化源不足，气血虚弱，使后天之精匮乏；或起居失常，喜欢熬夜，衣着单薄，均可伤及肾气，导致冲任失调，发生功血。

青春期功血病本在肾，病位在冲任、胞宫，表现为胞宫藏泻失常。其发生是由于肾–天癸–冲任–胞宫生殖轴尚未成熟，在内外因素的作用下，易使肾气虚损，封藏失职，冲任不固，而发为功血。

二、"补肾健脾，固冲止血"为本病主要治则

针对青春期功血的病因病机，笔者在治疗上确立了"补肾健脾，固冲止血"的治则。我们认为治疗本病首先补肾。青春期功血病本在肾。刘完素提出少年治肾的理论，故曰："妇人童幼天癸未行之间，皆属少阴。"滋补肾气，使肾精气充盛，天癸成熟，任通冲盛，固藏有力。其次健脾，补后天以养先天。脾胃为后天之本，气血生化之源。肾中精气有赖于水谷精微的不断充养，才能充盈和成熟。脾司中气，主统血，冲脉隶属于阳明，沈目南在《金匮要略注》中说："五脏六腑之血，全赖脾气统摄。"在补肾固冲的基础上，兼顾健脾，脾气健旺，统摄有权，气血充足，先天得以濡养，肾气充足，冲任得固。同时不忘调肝宁心。本病多发生于学生，学业繁重，多有肝气偏旺、心神不宁的表现，治疗当辅以养血柔肝、宁心安神之品。再者澄源、塞流并用，固本与治标相结合。

此外，古人治疗血崩有塞流、澄源、复旧三法，即急则治其标，缓则治其本的原则。《济阴纲目》云："止崩次第，初用止血，以塞其流；中用凉血，以澄其源，末用补血以还其旧。"暴崩之际，急当止血防脱，但由于青春期功血属于本虚标实，若不问事由，一味固涩止血，虽能一时取效，但不固其本，随止随发，若单纯补肾健脾，阴血不能骤生，恐为血脱以致不测。故认为治本病当塞流、澄源并用，治标与固本相结合。止血是塞流，益肾固冲是澄源，补肾健脾是固本，即在澄源固本的基础上以达塞流，塞流与澄源同时并举，与前贤的三法在运用上有所不同，在临床上取得了较好的疗效。

三、治疗本病方药及分析

根据青春期功血的病因病机及现代医学研究，结合笔者对本病的认识，即以补肾健脾、固冲止血为治则，精心选药，自拟补肾健脾固冲汤治疗本病，取得了较好的临床疗效。该方主要由熟地黄、生山药、山茱萸、续断、党参、炒白术、生白芍、麦冬、旱莲草、荆芥炭、阿胶、仙鹤草、鸡内金等组成。兼内热者，加炒黄柏、生地黄；兼肝气郁结偏旺者加柴胡、钩藤；兼心神不宁者，加莲子心、麦冬；兼血瘀者，加田三七、茜草炭。

治疗本病首先补肾，常选用熟地黄、山茱萸、山药、续断等补肾填精，促进肾中精气逐渐充盛。其次健脾，选用党参、炒白术等健脾益气。培补后天之本，使气血充盛，以濡养肾中精气，促进成熟。脾统血，脾气充盛，又能固摄冲任止血。还要注意调肝，常选用白芍、旱莲草等以养血柔肝。朱丹溪云："反用药止血，不可单行单止。"单行则动血，单止则留瘀，况血即离经，本为血瘀。在固摄止血中精心选药，使血止而不留瘀。常选用阿胶养血止血，旱莲草养阴止血，仙鹤草收敛止血，荆芥炭理血止血，鸡内金消食又兼化瘀。"血得热则行，得寒则凝"，常选用生地黄、旱莲草等使药性偏凉，有助于止血。

169

四、诊疗思考

（1）治疗本病概分两个阶段，补肾健脾固冲法贯穿始终。第一阶段为出血期，当以"急则治其标"，塞流与澄源并用，即补肾健脾、固冲止血。第二阶段为血止之后，重在澄源固本，可减少固冲止血的药物，加大补肾填精的力度，促进肾中精气充盛，天癸成熟。

（2）治疗本病注意调肝宁心。本病患者多兼肝气不畅、心神不宁的症状，故多配用疏肝理气、宁心安神的中药。但调肝应以养血柔肝为主，稍佐疏肝理气之品。

（3）治疗本病注意止血而不留瘀。不可单一止血，使瘀血内停，新血不得归经，反而加重出血。

（4）补肾宜用滋肾填精之品，慎用苦寒、辛热之药，以防损伤肾气。

经行头痛治疗经验

经行头痛是指每逢月经期或经行前后出现以头痛为主要症状，经后辄止，且连续两个以上月经周期发生的疾病，以巅顶和头两侧胀痛为主。本病属于内伤性头痛，但需排除由于血压、脑部疾病、肢体病变等内、外科疾病引起的头痛，相当于现代医学"经前紧张综合征"的范畴。

一、肝肾阴血亏损、肝阳上亢、血瘀脉络是本病的主要病机

肝肾阴血亏虚，肝阳上亢，血瘀脉络是经行头痛的主要病机。《素问·五脏生成篇》指出"是以头痛巅疾，下虚上实"。头为诸阳之会，"脑为髓海"，五脏六腑之气血皆上荣于头，头赖五脏六腑之精血濡养，而肝为藏血之脏，足厥阴肝经上颠入络脑，肾主骨生髓，脑窍濡养

与肝肾精血密切相关。《素问·上古天真论》曰："女子七岁,肾气盛,齿更发长;二七而天癸至,任脉通,太冲脉盛,月事以时下。"在肾与天癸的作用下,冲脉广聚脏腑之血,血海按时满盈,而肝主疏泄,调节冲脉血量下行胞宫,满溢于胞宫,化为经血,使月经按期来潮。《灵枢·五音五味篇》曰:"妇人之生,有余于气,不足于血,以其数脱血也。" 妇人经、孕、产、乳履耗其血,使机体常处于肝肾阴血不足,肝气有余的状态。若平素不擅调摄,起居失常,如熬夜伤及阴血;房劳过度,伤及肾精,损伤阴血;喜食辛辣之物,耗伤津液,损伤阴血;情志不畅,气郁日久,化火伤阴,暗耗阴血;女子肝气有余,易受情志刺激,使肝脏疏散宣泄、通畅条达气机的功能失常,则易导致肝气郁结,气滞血瘀,瘀血内阻。行经之际,冲气偏旺,肝肾阴血下注冲任胞宫,使肝肾阴血更加亏损,肝阳上亢,肝肾阴血亏于下,肝阳亢于上,冲脉附于肝,冲脉挟肝经瘀血上逆,阻滞脑络,脉络不通则发为头痛。正如《傅青主女科》所言:"经欲行而肝不应,则拂其气而痛生。"明代王肯堂在《女科证治准绳》中记载:"若遇经行,最宜谨慎……若被惊恐劳役,则血气错乱,经脉不行,多致劳瘵等疾。若逆于头面肢体之间,则重痛不宁。"

二、滋补肝肾阴血,平肝潜阳,活血通络为基本治疗原则

针对本病基本病机,治疗以滋补肝肾阴血、平肝潜阳、活血通络为基本治疗原则。自拟头痛消方加减治疗本病。头痛消方组成:生地黄、桑葚、当归、生白芍、川楝子、钩藤、石决明、川芎、丹参、鸡内金、桑叶等。方中以生地黄、桑葚补肝肾之阴;当归、生白芍养血柔肝;川楝子清肝;钩藤、石决明平肝潜阳;川芎、丹参活血止痛,川芎入肝胆经,为治疗头痛要药;桑叶疏风清热,能疏散头目风邪;鸡内金消食化积又善化瘀。全方共奏滋阴潜阳、活血止痛之功。若脾胃虚弱者,去生地黄,加山茱萸滋补肝肾阴血,加炒白术健脾益气;头痛伴两目胀痛

者，加菊花清肝明目；瘀血较重者，则适当选用活血调经之桃仁、红花之品；若患者为慢性盆腔炎发生经行头痛，可加入清热解毒之蒲公英、败酱草，并加大活血祛瘀药物用量，兼顾患者体内瘀毒之邪。根据患者月经不同时间段用药略有不同，经后期以滋补阴血、平肝潜阳为主，经前经期多加用益母草、泽兰活血调经。

三、重视心理疗法

本病的发生多与情志有关，随着大众生活节奏加快，工作生活压力加大，女性长期处于精神紧张焦虑之中，经行头痛的发病率明显上升。故平时应多加预防调摄，调畅情志，给予患者精神心理安慰与疏导，使其精神放松，建议多参加娱乐活动，如听音乐、郊游等，能够使身心愉悦的活动。要有规律作息，不妄劳作，养成良好的生活习惯。同时，要配合中药治疗，才能标本同治，根除疾病。

四、病案举例

张某，女，41岁。2019年3月23日初诊。

主诉：月经期头痛、头晕伴经期延长2年。

病史：平素月经规律，30～33日一行，经期13日，有血块，色暗红，经期出现头晕、头痛、痛经、腰酸、乳房胀痛、心烦易怒等症。带下正常。平素偶有头晕、口干、心烦、畏寒、手足心热、易上火等症。纳食正常，大小便正常，睡眠正常。末次月经为3月4日，行经13日，先淋漓，后量稍多，有血块。$G_2P_1A_1$，舌质红，苔薄白，脉细。中医辨证为阴虚阳亢、瘀阻脉络证。采用滋阴潜阳、活血通络的治疗方法。

处方：当归15 g，生白芍15 g，生地黄15 g，山茱萸15 g，桑葚15 g，钩藤15 g，石决明30 g，柴胡12 g，丹参20 g，川芎15 g，桑叶12 g，鸡内金12 g，黄芩15 g，炒白术15 g。服药6剂。

2019年3月30日二诊：患者无头晕发作，余无明显不适。现正值经前，守上方加益母草30 g，泽兰30 g，桃仁12 g，红花9 g。继续服药7剂。

2019年4月13日三诊：服药后末次月经为4月9日，本次经行头痛未发。告知患者继续服上药调理，平素注意调摄情志，避免过度紧张及劳累。

【按】女子以肝为先天，肝喜条达而恶抑郁，肝气条达，气机通畅，是女子经行通畅的先决条件。患者心烦易怒、肝气郁结，气滞血瘀，本案患者年过四十，阴气自半，月经前后阴血下注胞宫，肾水不得涵养肝木，冲脉附于肝，经前冲脉夹肝气上逆，阴血亏于下，肝阳亢于上，冲脉夹瘀血上行则发为头痛。所以在养阴基础上平肝潜阳，给与自拟头痛消方加减。二诊正值经前，经前益通，故加入桃仁、红花、泽兰、益母草等活血通经药物。头痛未发作。半年后因他病就诊，问其经行头痛情况，诉近半年未发。

预培其损治疗复发性流产经验

复发性流产（RSA）是指与同一性伴侣发生连续两次或两次以上自然流产，为妇科常见病，疑难病。复发性流产的发病率占育龄期妇女的1% ~ 5%。近年来，复发性流产的发病率呈逐年上升的趋势，严重影响着患者的身心健康和家庭幸福。复发性流产归于中医"滑胎""堕胎""屡孕屡坠"等范畴，《叶氏女科证治》中首次将"滑胎"作为疾病病名，并提出其屡孕屡堕的特点和气血不足的病因，其曰："妊娠有三月而堕者，有六七月而堕者，有屡孕屡堕者，由于气血不足，名曰滑胎。"《景岳全书·妇人规》有云："故凡畏堕胎者，必当察此所伤之由，而切为戒慎。凡治堕胎者，必当察此养胎之源，而预培其损，保胎之法无出于此。"其中明确提出了"预培其损"的滑胎防治原则。在临床上擅于从妊娠病生理病理特点出发，根据"预培其损"治法理论，结合现代西医学检查手段，分预培其损，促进妊娠，先其时安胎元、保胎三个阶段治疗本病，取得较好的临床疗效，现将预培其损方法治疗复发性流产经验总结如下。

一、对复发性流产病因病机认识

（一）男女双方肾脾两虚、肾精亏虚、气血虚弱是引起本病的主要原因

本病的病因病机以肾脾两虚、肾精亏虚、气血虚弱为主，痰瘀湿毒瘀结胞宫为辅，虚实夹杂共同致病。肾藏精，主生殖，胞络者系于肾，肾以载胎，肾旺自能荫胎。《医学衷中参西录》言："胎在母腹，如果善吸其母之气化，自无下坠之虞。且男女生育，皆赖肾脏作强。"肾中精气的盛衰直接关系到人的生殖功能和发育，其所藏先天之精是生殖、发育的根本，《女科集略》言："女子肾脏系于胎，是母之真气，子所系也。" 首先，若父母素体先天禀赋不足，则先天之精亏虚，两精交合虽能受孕，但由于先天之精亏虚，易导致胎元不健； 后天房劳不节，纵欲所伤，过度耗伤肾精而致肾气亏虚，冲任不固，系胎无力，胎元不固； 大病久病，反复流产，病久及肾，致肾精血匮乏，胎失所养。其次，脾胃为后天之本，气血生化之源，先天之精有赖于后天之精充养，若素体脾胃虚弱，气血亏虚；或平素饮食不节，损伤脾胃，气血生化乏源，导致气血不足。劳倦太过，伤脾耗气，或大病久病，耗气伤血致气血两虚。元代朱丹溪在《格致余论·胎自堕论》中指出："气血虚损，不足养荣，其胎自堕。"各种原因导致脾胃功能受损而引起气血亏虚，冲任失养，使胎元不固，胎元失养，而导致滑胎。明代张介宾《景岳全书·妇人规》说："凡妊娠之数见堕胎者，必以气脉亏损而然……凡胎孕不固，无非气血损伤之病，盖气虚则提摄不固，血虚则灌溉不周，所以多致小产。肾为先天生殖之本，脾为后天精血生化之源，肾精充足，脾气充沛，则胎元安健，胎有所系，有所养。"正如《素问·奇病论篇》言："胎元健固实则全赖母体肾气载系，阴血滋养，冲任固托。若

肾气亏损，脾胃虚弱，则冲任失守，气血生化乏源，滋养不利，胎元不固。"所以男女双方肾脾两虚、肾精亏虚、气血虚弱是引起本病的主要病因。

（二）瘀血、痰湿、湿毒伤及胞宫

王清任在《医林改错》阐述了瘀血导致滑胎的机制："不知子宫内，先有瘀血占其地，胎至三月再长，其内无容身之地，胎病靠挤，血不能入胎胞，从旁流而下，故先见血，血既不入胎胞，胎无血养，故小产。"从文中可知，伤及胞宫主要有以下原因：①若母体胞宫素有癥瘕，手术损伤，胞脉受损、瘀血内停，阻滞胞宫；②平素不注意卫生，或反复宫腔操作史，导致湿热瘀毒之邪侵及胞宫；③素体肥胖，恣食肥甘厚腻之品，伤及脾胃，脾失健运则痰湿内生、壅塞胞宫；④加之盼子心切，面临工作生活家庭各种压力，精神过度紧张焦虑情绪导致气滞血瘀，痰湿内生，痰、瘀、湿、毒之邪胶结于胞宫，影响胎元生长，使胎元失养，而导致流产的发生。各种原因错综复杂，虚实夹杂共同致病而致滑胎。

综上所述，复发性流产的治疗过程好比培育一棵参天大树，如果在种子的培育过程中，种子质量差，则很难发芽，即使发芽，没有得到后天很好的营养，那么嫩芽很快就会枯萎，如果后天营养充足，但是土壤质量差、生存环境恶劣等各种外界不利因素过度影响，依旧不能生长成为参天大树。受孕之机在于肾气充盛，天癸成熟，任通冲盛，男女之精适时相合，结为胚胎，并在胞宫内种植，在肾气、天癸、冲任、胞宫各个环节的协调和滋养下逐渐发育成长。

二、预培其损之法的临床应用方法

（一）病症结合，分型论治，中西医有机结合

1.病症结合　西医认为引起复发性流产的病因复杂，目前已经确定的病因主要有内分泌因素、免疫因素、感染因素、染色体因素、解剖学

因素、药物、环境、心理因素、血栓前状态等，但仍有 50% 左右病理机制尚不明确 。同时，夫妇双方高龄也是复发性流产的风险因素之一。 治疗本病，需明确诊断，全面检查，寻求病因。仔细询问病史，了解流产发生的孕周及其特征，男女双方进行相关检查，根据检查结果，积极治疗。如多囊卵巢综合征患者，则先进行调治本病，经调理后，再进行怀孕；如有子宫内膜息肉者，则要先进行内膜息肉摘除，然后给予中药调理，抓住时机促进怀孕。

2.分型论治　将中医的证与西医的病有机结合，辨证论治。根据临床经验，将此病分为以下五个证型。

（1）气血亏虚，肾气虚弱证：多以泰山磐石散合寿胎丸加减治疗。常用药物有黄芪、党参、炒白术、熟地黄、当归、炒白芍、山药、枸杞子、续断、桑寄生、菟丝子、鹿角霜等。

（2）肾精气虚弱证：多以左归丸合寿胎丸加减治疗。常用药物有熟地黄、山药、枸杞子、山茱萸、续断、桑寄生、杜仲、菟丝子、淫羊藿、鹿角霜、黄芪、炒白术等。

（3）肾虚血热证：多选用知柏地黄汤，左归丸或两地汤加减治疗，常用药物有生地黄、熟地黄、山药、枸杞子、山茱萸、黄柏、知母、续断、阿胶、旱莲草等。

（4）肾虚血瘀证：多选用少腹逐瘀汤、血府逐瘀汤或桂枝茯苓丸加减治疗。常用药物有桂枝、桃仁、赤芍、三棱、莪术、土鳖虫、水蛭、制香附、鹿角霜、菟丝子、续断等。此法多适用于子宫肌瘤、子宫内膜异位症、子宫腺肌病、卵巢囊肿、子宫内膜息肉术后、巧克力囊肿术后、宫腔粘连者。

（5）肾虚痰湿证：多选用苍附导痰丸加减。常用药物有苍术、制香附、清半夏、陈皮、茯苓、甘草、胆南星、枳壳、当归、川芎、荷叶、巴戟天、鹿角霜等。此法多适用于肥胖伴多囊卵巢综合征、月经后期或稀发的患者。

复发性流产病因复杂，常虚实夹杂，要注重中西医有机结合，在病的基础上结合证，在证的基础上考虑病，病症结合，辨证施治。

（二）据病求方，辨虚实轻重

本病的病因病机乃虚实夹杂，共同致病。所以在治疗时，首先明确患者主要矛盾，强调首辨虚实。实大于虚，以实为主者，多见于子宫肌瘤、子宫内膜异位症、子宫腺肌病、卵巢囊肿、子宫内膜息肉术后、巧克力囊肿术后、宫腔粘连者合并复发性流产等，当以祛实邪、荡涤胞宫为主，多在大量清热解毒、活血化瘀利湿的基础上，辨证加入补肾填精、益气养血的药物，或者给予乌鸡白凤丸、八珍益母丸、益血生胶囊等补肾益气养血之中成药，促进肾气充盛，气血充盈。如此可一方面补养不足，另一方面促进瘀毒湿邪排出。如患者宫腔粘连术后，多给予桂枝、桃仁、赤芍、三棱、莪术、土鳖虫、水蛭、制香附、蒲公英、败酱草、鹿角霜、菟丝子、续断、淫羊藿等药物。虚大于实，以虚为主者，多在补肾健脾益气养血补虚的基础上加入理气活血之香附、丹参，瘀血较重者，加入桃仁、红花、水蛭等，或口服妇炎康复胶囊、血府逐瘀胶囊等逐瘀药物，兼顾实邪。

（三）注重男女并调

注重男女同治。生命孕育的过程中，"两神相搏，合而成形"（《灵枢·决气》），共同协调孕育生命。种子不良或土壤不沃，均可影响受孕及胚胎的发育。所以男女精血充盛，气质完备，则两精相合，合而成形，胎元充健。若男女双方肾精不充、肾气不固、阴血不足、气血亏虚，则易导致胎元不健、胎元失养、胎元不固等而发为本病，屡孕屡堕。故女子以补肾养血调经为重，男子以补肾养精为主，经调精壮而有子也。《女科正宗·广嗣总论》中提到"男精壮而女经调，有子之道也"。

（四）调肝宁心，指导饮食起居

中医学强调在疾病发生之前应该调摄情志，适度劳逸，合理膳食，谨慎起居，《诸病源候论·妊娠候》中指出："调以五味，是谓养气，以定五脏者也。"复发性流产的发生除病理因素外，与环境、营养不

177

良、生活方式有着密切关系。《妇人秘科》主张"调饮食、淡滋味、避寒暑""常得清纯合平之气"。明代万全在《广嗣纪要》亦曰："孕而多堕者，男子贪淫情纵，女子好欲性偏，兼以好食辛酸热物，暴损冲任，故有堕胎之患。"本病患者由于反复流产，长期处于一种既想怀孕又怕怀孕、多次刮宫的恐惧感、盼望生育的急迫感，以及周围环境对其的压力等，易造成他们思想负担重、心烦焦虑、忧郁甚至恐惧，进而忧思伤脾，恐惧伤肾，肝气郁结，心烦焦虑影响心神不宁，精神因素加剧胎元不固，影响受孕及成胎。《傅青主女科》指出："妇人有怀妊之后，未至成形，或已成形，其胎必堕，人皆曰气血衰微，不能固胎也，谁知是性急怒多，肝火大动而不静乎！夫肝本藏血。肝怒则不藏，不藏则血难固。则火势飞扬，不能生气养胎，而反食气伤精矣；精伤则胎无所养，势必下坠而不已。"故预培其损应注意调肝，但调肝之药不可久用，恐有伤血耗阴之弊，应中病即止。注重心理疏导，帮助患者树立战胜疾病的信心，使患者情绪保持稳定，心态平和，则气机调畅。要规律生活，养成良好的生活方式。

（五）安胎元

复发性流产有应期而堕，屡孕屡堕的特点，《明医杂著》提出："下次有胎，先于两个半月后，即用固胎药十数服，以防三月之堕。"临床多采用中周法促进受孕，并注重黄体期用药，先其时安胎，即在黄体期即开始给予健脾补肾安胎之法。一旦受孕，就采用中西医结合保胎治疗。

预培其损之法最早由张景岳提出并融会贯通于滑胎的防治之中，于孕前开始防治，以防为主，防治并重。肾虚者，补肾滋先天，使胎有所旺；脾虚者，健脾助后天，使胎有所长；气少者，益气使胎有所载；血弱者，养血使胎有所长。虚损相兼，又偏颇兼顾。

在预培其损阶段，培补其虚，祛除其实，运用西医检查手段，中西医结合，病证结合、审证求因，辨证论治，男女并调，先其时安胎，还告诫男女双方调情志、慎饮食、戒烟酒、起居有常、不妄作劳等，从各个方面入手，综合调理，以保男精强壮，女经调畅，以期种子无虞。

三、预培其损之法验案举例

朱某，女，28岁；董某，男，28岁。2019年8月27日夫妻二人初诊。

病史：女方主诉反复流产不孕。平素月经28日一行，经期3~4日，量中等、色暗、有血块。末次月经8月25日，行经4日，量同前，心烦，怕热，易上火，白带正常，纳食正常，大便每日1次、偏干，睡眠正常。$G_2P_1A_1$，2018年2月妊娠50日胚胎停育1次，2018年8月生化妊娠1次。女方自诉卵泡发育不良，余各方面检查正常。

男方患者纳食正常，口干，畏寒，偶有头晕，舌质淡红，苔薄白。男方精液常规：精子总数为16.02×10^6/mL，精子浓度为8.01×10^6/mL。

西医诊断：①复发性流产（女）；②少精症（男）。

中医诊断：滑胎。

中医辨证：肾气虚弱、气血亏虚证。

治则：①填补肾精，益气养血（女）。②补肾填精健脾，活血祛瘀（男）。嘱治疗期间禁妊娠；男女双方并治；完善其他各项检查。

女方处方：泰山磐石散合寿胎丸加减。黄芪30 g，党参15 g，炒白术15 g，当归15 g，川芎12 g，炒白芍15 g，生地黄10 g，熟地黄10 g，生山药30 g，枸杞子15 g，醋香附15 g，丹参15 g，蒲公英20 g，续断10 g，桑寄生10 g，菟丝子15 g，淫羊藿15 g，黄芩15 g，木香15 g。7剂，每日1剂，水煎服。

男方处方：锁阳15 g，熟地黄15 g，生山药30 g，枸杞子15 g，菟丝子20 g，淫羊藿20 g，肉苁蓉20 g，鹿角霜12 g，制香附15 g，丹参30 g，烫水蛭3 g，川椒4 g，炒白术15 g，木香15 g。6剂，每日1剂，水煎服。

后续治疗中男女双方分别以上方加减治疗。治疗期间，女方进行免疫抗体、支原体、衣原体、优生优育、染色体等各方面检查，女方各项检查后无明显异常。

2019年11月28日复诊：男女双方并治，现已共同治疗3个月，且女方检查无明显异常，男方少精症得到纠正，进入试孕阶段。女方末次月经11月2日，行经4日，量正常，有血块，色鲜红。嘱本月开始试孕。给予三步法促进怀孕，并嘱末次月经来潮第11日监测卵泡发育及内膜情况。

2019年12月5日复诊：女方无明显不适。12月4日，月经来潮第14日彩超示：子宫内膜厚10.6 mm，左侧卵泡21 mm×21 mm，已破。考虑卵泡已破，现在是末次月经来潮第16日，现已进入黄体期，给予健脾补肾药物，进入保胎阶段。

处方：黄芪30 g，党参15 g，炒白术20 g，熟地黄10 g，炒山药30 g，枸杞子15 g，菟丝子30 g，续断15 g，桑寄生15 g，黄芩10 g，苏梗15 g，砂仁5 g（后下）。10剂，每日1剂，水煎服。

2019年12月19日复诊：诉停经28日，一日前阴道有褐色分泌物，现口干，偶有恶心及小腹痛。12月16日某市妇幼保健院查血HCG示88.3 mIU/mL，孕酮为11.87 ng/mL。已经在市妇幼保健院给予孕酮保胎治疗。现建议患者休息，嘱其清淡饮食，舒畅情志，放松心情。定期复查血HCG、孕酮及雌二醇情况。继续给予补充孕酮保胎治疗。

处方：黄芪30 g，党参15 g，炒白术15 g，生地黄10 g，熟地黄10 g，生山药30 g，枸杞子15 g，菟丝子30 g，续断15 g，桑寄生15 g，旱莲草15 g，黄芩15 g，苏梗15 g，砂仁5 g（后下）。6剂，每日1剂，水煎服。少量频服。

期间，患者连续监测并服中药保胎治疗。

2020年1月18日复诊（其夫代诉）：目前无不适，无出血及腹痛等。1月14日彩超示孕囊内可见胚芽及卵黄囊，并见原始心管搏动。宫内妊娠约7周。嘱继续休息，保持良好心情，清淡饮食。继续服用上方中药保胎治疗。

之后电话随访，诉各方面情况良好，定期于当地进行围产保健，现已足月分娩。

【**按**】本案女方患者有两次不良孕产史，女方检查卵泡发育不良，男方少精症。结合病史，乃属于夫妻双方肾精不足，气血亏虚证。肾主生殖，患者夫妻双方先天之精亏虚，两精交合虽能受孕，但由于先天之精亏虚，使胎元不健，故发生两次早孕流产，乃属于虚证，此次怀孕之前须先以调补肾精气血为主，男女双方精足血充方能孕养胎儿。

采用预培其损序贯疗法：

第一，预培其损，男女并调，补肾健脾养气血，于妊娠前3个月给予男女双方并补，以健脾补肾、益气养血为主，以泰山磐石散合寿胎丸加减，方中黄芪、党参、炒白术健脾益气；当归、川芎、炒白芍、生地黄、熟地黄乃四物汤养血；生山药、枸杞子滋补肾阴；菟丝子、淫羊藿、续断、桑寄生温肾补阳；香附、丹参、木香理气活血；蒲公英清热解毒。全方配伍补而不滞。男方也给予补肾填精活血之品。用药后患者精神状态明显好转。并嘱患者调畅情志，清淡饮食，适当运动，并在预培其损阶段再次进行各方面检查，排除影响因素，并积极治疗。

第二，补肾填精促怀孕。调理3个月后，嘱试孕，给予补肾填精促进卵泡发育，并连续监测卵泡。当卵泡发育成熟，促进卵泡破裂，并指导患者同房，再次告知调畅情志，避免过度紧张。卵泡破裂后，立即给予补肾健脾方药，一方面促进着床，一方面有先其时保胎之意。当月即怀孕。

第三，补肾健脾安胎元。中西医结合并重。一发现患者怀孕，立即嘱监测孕酮、雌二醇、血HCG等指标，根据数值升降给予保胎治疗。中药继续给予健脾补肾之药，方中黄芪、党参、炒白术益气健脾安胎；生地黄、熟地黄、生山药、枸杞子、菟丝子、续断、桑寄生补肾精，养肾气以安胎元；苏梗理气安胎；黄芩清热安胎；患者有少许出血，加旱莲草凉血止血；砂仁和胃理气安胎。再次嘱患者放松心情，注意休息，清淡饮食。各个环节相互兼顾，环环相扣，随访患者顺娩一婴儿。

181

试析陈素庵伍用风药治崩漏特点

陈素庵,开封人,南宋高宗时名医,精于妇科,有后人著《陈素庵妇科补解》。书中陈素庵治崩,善伍风药,实为陈素庵治疗崩漏的一大特点,故深入分析陈素庵治崩善伍风药的机制和用药特点,有较高的实用价值。

一、崩漏之症,内有风邪作祟

崩漏是崩症与漏症的合称。崩者又称崩中或经崩,《诸病源候论》曰:"忽然暴下,谓之崩中。"概言崩症发病急,来势猛。然"风为阳邪,其性急速"(《先醒斋医学广笔记》),张子和《儒门事亲》亦言:"风之为病,善行而数变,感则害人,有仓卒之变。"盖言风之为病,其症状特点是:发病急,来势猛。漏者是指经血非时而下,淋漓不尽,或发或止无规律可循。如《诸病源候论》曰:"非时而下,淋漓不断,谓之漏下。"而风性数变,风为阳邪,其症状变化不一。正如沈金鳌《杂病源流犀烛》曰:"风善行数变,其伤人为病,变态不一。"

崩漏病理机制,也与风邪有关。首先,崩漏之症,总归冲任不固所致,而风为阳邪,其性开泄,风邪为患,往往使冲任更为不固,加重崩漏。其次,崩漏之症,缘于火热者居多,热邪为患,迫血妄行,冲任不固,然热可生风,风又助热,加重病势。正如《陈素庵妇科补解》曰:"恐风自火出,火得风而愈炽也。"

由此可见,崩漏一症,其临床症状的特点与其病理机制均与风邪有关。

二、治疗崩漏,祛风有助治标

血热崩漏,风由内生,风又助热,祛风以遏其势。陈素庵治疗血热崩漏,善伍秦艽以祛风。大安营煎方用秦艽、薄荷,是以"养血所以固其本，清热泻火祛风所谓治其标也"。加减四物汤治经期月经时来时止者，又用秦艽，有"秦艽益肝胆，祛风，兼补厥阴血分不足也"。盖秦艽祛风而不燥，为祛风润剂，又有除热退蒸之功。治疗血热崩漏，最为恰当。

暴怒伤肝，肝气亢盛，易生内风，祛风以平肝旺。陈素庵治疗肝旺崩漏，喜伍炒荆芥、柴胡，取其既能祛风又可疏肝，使肝气舒畅，风邪消除，则冲任得固，崩漏可愈。如柴胡抑肝散是之。盖荆芥祛风，炒用善走血分，即祛血中之风，又可引血归经，有止血之妙。

气虚崩漏，冲任不固，而风为阳邪，其性开泄，故祛风有助固守。陈素庵治气虚崩漏，喜伍艾叶炭以祛风，如归芪止血汤。盖艾叶辛温，祛风散寒，止血止痛。我意，对气虚崩漏，也可伍以炒荆芥祛风止血。此外，祛风之药，既有疏散之性又能疏理气机，有助止痛。"崩漏"一症，常有腹痛，伍以风药，可使气机畅达，腹痛自止。